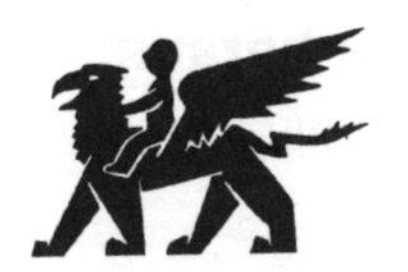

W0026735

Kinder fordern uns heraus

Ratgeber für die Familie bei Klett-Cotta

Sylvia Broeckmann

Plötzlich ist alles ganz anders –

---

wenn Eltern an Krebs erkranken

Klett-Cotta

Klett-Cotta

Printed in Germany
Umschlaggestaltung: Finken & Bumiller, Stuttgart,
unter Verwendung einer Abbildung von Tamara Reynolds/gettyone
Gesetzt aus der 9 ½ Punkt Melior von Dörlemann Satz, Lemförde
Auf säure- und holzfreiem Werkdruckpapier gedruckt und
gebunden von Clausen & Bosse, Leck
ISBN 3-608-94324-2

Die Deutsche Bibliothek – CIP-Einheitsaufnahme
Ein Titeldatensatz für diese Publikation ist bei
Der Deutschen Bibliothek erhältlich.

Inhalt

A. Allgemeiner Teil

1. Einführung

Tanja ist 8 Jahre alt. Ihr Vater ist an Lungenkrebs erkrankt. Das hat er vor zwei Tagen von seiner Ärztin erfahren. Jetzt machen Tanjas Eltern sich Gedanken: Sollen sie Tanja über die Erkrankung des Vaters aufklären? Würde sie das nicht viel zu sehr belasten? Versteht sie überhaupt, was man ihr erklärt? Denkt sie vielleicht sofort an die Großmutter, die vor drei Jahren an Krebs starb und macht sich dann viel zu viele Sorgen? Was ist, wenn sie es in der Schule weiter erzählt? Meiden die anderen Kinder sie dann? Wie reagieren die Nachbarn? Was ist, wenn Tanja die Wahrheit von anderen erfährt? Können die Eltern ihr Wissen überhaupt verheimlichen? Wie sollen sie das Gespräch anfangen? Wieviele Einzelheiten sollen sie Tanja erklären? Sollen sie ihr auch von ihren Gefühlen, den Sorgen und Ängsten erzählen?
Tanja hat noch einen kleinen Bruder. Philipp ist 3 Jahre alt. Bei dem ist es noch schwieriger. Was sollen die Eltern ihm sagen?

Ihnen bei der Suche nach Antworten auf diese und andere Fragen zu helfen ist das Ziel dieses Buches. Möglicherweise werden Sie, liebe Leserin, lieber Leser, in der Situation sein, Ihren eigenen Kindern diese schweren Wahrheiten sagen zu müssen. Vielleicht möchten Sie auch Betroffenen helfen, die selbst nicht weiter wissen.

Wenn Sie selbst oder Ihr Partner, Ihre Partnerin erkrankt sind, strömen jetzt wahrscheinlich viele Informationen auf Sie ein, viele Entscheidungen sind erforderlich: solche über die Erkrankung an sich, medizinische Behandlung, mögliche unterstützende Therapien, finanzielle, familiäre und soziale Probleme, die angegangen werden müssen. Freunde und Bekannte geben oft viele gut gemeinte Ratschläge, von denen man sich überschwemmt fühlt. Und eigentlich ist man in dieser Situation doch kaum in der Lage, überhaupt Informationen aufzunehmen. Man möchte am liebsten die Decke über den Kopf ziehen. Wenn Sie sich so fühlen, paßt es vielleicht am besten, wenn Sie sich gezielt die Kapitel heraussuchen, die Ihnen interessant und wichtig erscheinen, und alle anderen übergehen. Ich habe mich bemüht, die einzelnen Kapitel so abzufassen, daß sie auch einzeln verstehbar sind.

Vielleicht haben Sie dieses Buch aber auch zur Hand genommen, weil Sie vor längerer Zeit an Krebs erkrankt sind und Ihr Kind Probleme mit der Verarbeitung der Situation hat. Ich wünsche mir, daß Sie Ideen für Gespräche und größeres Verständnis für die Veränderungen, die die Krebserkrankung mit sich bringt, erhalten. Möglicherweise ergibt sich auch die Erkenntnis, daß das Kind oder Sie selbst andere Hilfe brauchen, z.B. von einer Erziehungsberatungsstelle oder einem Psychotherapeuten.

An einigen Stellen werden Sie wohl denken: „Das ist bei uns aber ganz anders!“ oder auch: „So geht das aber in meinem Fall überhaupt nicht!“ Dieses Buch kann keine Rezepte liefern. Dazu sind die Beteiligten und die Umstände viel zu verschieden. Aber einige Anregungen mögen doch hilfreich sein auf dem schwierigen Weg, auf dem Sie sich befinden.

Selbstverständlich sind alle Vorschläge genau dies: Sie können Möglichkeiten aufzeigen, wie Sie etwas formulieren oder sich verhalten können. Formulierungsvorschläge habe ich in der Regel in die Beispiele einfließen lassen. Fertige Sätze ohne den Zusammenhang, in dem sie fallen, machen oft wenig Sinn. Sie werden sie Ihrer eigenen Sprache, Ihren Gewohnheiten, Ihrem Umgang mit Ihren Kindern anpassen. Und einiges wird Ihnen völlig unmöglich erscheinen. Im besten Fall werden Sie dazu angeregt, Ihren eigenen Weg zu suchen.

Die Fallbeispiele, die Sie in diesem Buch finden, sind alle fiktiv. Allerdings beruhen die dargestellten Probleme und Lösungen auf tatsächlichen Ereignissen. Dort, wo ich einzelne Formulierungen von Kindern oder Eltern übernommen habe, habe ich die Betreffenden um Erlaubnis gebeten – und möchte ihnen auf diesem Wege herzlich für ihr Vertrauen und ihre Bereitschaft, ihre Erfahrungen mit mir zu teilen, danken. Auch diese Beispiele habe ich so verändert, daß die dahinter stehenden Personen nicht mehr persönlich zuzuordnen sind.

Es ist immer schwierig, Frauen und Männer, Jungen und Mädchen, Lehrerinnen und Lehrer, Ärzte und Ärztinnen gleichermaßen anzusprechen und sprachlich zu berücksichtigen. Um den Text möglichst flüssig lesbar zu gestalten, habe ich mich meist auf eine Form beschränkt und bitte die jeweils andere Gruppe, sich ebenfalls angesprochen zu fühlen.

Die Bedürfnisse der Kinder sind je nach Alter natürlich sehr unterschiedlich. Deshalb sind den verschiedenen Altersgruppen unterschiedliche Kapitel zugeordnet. Wenn Sie also für ein bestimmtes Kind Informationen suchen, werden Sie wahrscheinlich zunächst das Kapitel zu dieser Altersgruppe lesen wollen. Allerdings sollte nicht nur das biologische Alter des Kindes berücksichtigt werden, sondern auch sein Entwicklungsstand. So gibt es Sechsjährige, die in ihrer seelischen und verstandesmäßigen Entwicklung schon zu den Schulkindern zu rechnen sind, andere dagegen gehören eher zu der jüngeren Altersgruppe. Wenn Zweifel bestehen, wieviel Ihr Kind begreift, werden Sie sicher anhand seiner Reaktionen und der Fragen, die es hat, seinen Stand herausfinden. Die meisten Kinder reagieren auch nicht jeden Tag auf die gleiche Weise: An einem Tag wurden vielleicht sehr interessiert Fragen gestellt, am nächsten Tag scheint das Kind alles, was ihm je erklärt wurde, vergessen zu haben. Wundern Sie sich nicht darüber. Sie kennen es wahrscheinlich von sich selbst: In der großen Anspannung treten manche Informationen in den Hintergrund, man möchte sie gern vergessen.

Wenn in einer Familie Kinder in unterschiedlichem Alter mit unterschiedlichen Bedürfnissen sind, werden mehrere Gespräche stattfinden, unter Umständen getrennt mit den einzelnen Kindern.

Sabine und Heike sind 15 und 10 Jahre alt. Ihre Mutter hat nach etlichen Untersuchungen und einer Operation gestern erfahren, daß sie Brustkrebs hat. Die Eltern haben besprochen, daß sie den Kindern die Wahrheit sagen wollen, und zwar möglichst rasch. Die beiden Mädchen wissen schon, daß es um etwas Ernstes geht. Nachmittags fahren sie zusammen mit dem Vater ins Krankenhaus. Unterwegs löchern sie den Vater: „Du weißt doch schon etwas!" Sie vermuten sogar, daß es Krebs ist. Der Vater bleibt beim verabredeten Vorgehen und sagt den beiden, daß sie ja gleich im Krankenhaus seien und sie dann mehr erfahren würden.
Als die drei ins Krankenzimmer kommen, sind die Mädchen plötzlich ganz scheu und still. Jetzt beginnt die Mutter, die selbst noch ziemlich durcheinander ist: „Gestern abend hat mir die Ärztin gesagt, daß ich tatsächlich Krebs habe. Der sitzt in der Brust. Deshalb muß ich noch einmal operiert werden, und anschließend bekomme ich wahrscheinlich noch Chemotherapie." Die Mutter kann nicht weiter sprechen, weil sie weinen muß. Sabine und Heike wissen nicht, was sie tun, wo sie hinsehen sollen. Der Vater nimmt die Mutter in den Arm und spricht weiter: „Die Ärztin hat gesagt, daß mit der Operation und der Chemotherapie die Mutter wieder gesund werden wird. Das wird jetzt eine harte Zeit für uns werden. Aber wir schaffen das bestimmt zusammen!"
Dieses erste Gespräch reicht allen für heute. Die Mädchen haben, wie die Eltern, sofort tausend Fragen. Die Eltern schlagen

ihnen vor, einfach einmal alle aufzuschreiben, die ihnen so einfallen. Dann wollen sie sich morgen oder in den nächsten Tagen zusammensetzen und versuchen, sie gemeinsam zu beantworten. Und bei den Fragen, auf die die Eltern keine Antwort wissen, wollen sie die Ärzte fragen.

Das Stadium der Erkrankung spielt natürlich für die Erwachsenen selbst wie auch für den Umgang mit den Kindern eine wichtige Rolle. Ob es sich um eine grundsätzlich heilbare oder um eine nicht oder nicht mehr heilbare Krankheit handelt, ob man davon ausgehen kann, daß nach der Behandlung alles erledigt ist, oder ob eine Familie sich über lange Zeit, vielleicht über Jahre mit der Situation auseinandersetzen muß, macht selbstverständlich große Unterschiede. Deshalb werden im Kapitel C die Bewältigungshilfen für die Kinder in den verschiedenen Stadien von Krebserkrankungen dargestellt.

Das Kapitel D ist besonders denen gewidmet, die die Familie von außen unterstützen wollen: Freunde, Verwandte, Bekannte, vielleicht Lehrer oder Arbeitskolleginnen. Die meisten Menschen, die an Krebs erkranken, machen die Erfahrung, daß sich einige Freunde zurückziehen. Manchmal liegt das nur daran, daß die Freunde unsicher sind, nicht wissen, wie sie sich verhalten sollen. Wenn die Betroffenen sie ansprechen, legt sich die Unsicherheit meist. Andere Freundschaften gehen tatsächlich zu Ende. Das ist für die Betroffenen oft bitter. Andererseits berichten fast alle, daß plötzlich Menschen für sie da sind, mit denen sie nie gerechnet haben: Nachbarn, die man bisher kaum kannte, Kollegen, die zuvor eher distanziert waren. Diese Menschen sind eine große Hilfe und ein Gewinn für das weitere Leben.

Auch und gerade für die Kinder von Menschen, die an Krebs erkrankt sind, können Stützen außerhalb der Kernfamilie von größter Wichtigkeit sein. Das sind oft die Eltern von Schulfreunden, Freunde der Eltern, Lehrerinnen oder

Lehrer, Trainer im Sportverein oder ganz andere Leute. Als Außenstehende werden Sie vielleicht anfangs unsicher sein, wie Sie sich verhalten können oder sollen. Möglicherweise werden Sie im vierten Teil dieses Buches ein paar Ideen bekommen. Und gleichzeitig: vielleicht werden Sie als betroffene Eltern auf einige Anregungen stoßen, wie Sie Außenstehende zur Hilfe heranziehen können.

2. In unserer Familie ist das ganz anders! – Verschiedene familiäre Situationen

Jede Familie ist in einer anderen Situation. Konnte man früher relativ häufig von der „Vater, Mutter, Kinder"-Familie ausgehen, in der der Vater zur Arbeit ging, während die Mutter Haushalt und Kinder versorgte, gibt es heute neben dieser Familienform ganz unterschiedliche Lebensentwürfe: ein Elternteil lebt allein mit den Kindern oder mit einem Kind, während das andere beim anderen Elternteil wohnt; Eltern sind verheiratet oder nicht; sie sind wieder verheiratet mit Partnern, die vielleicht selbst Kinder mitbringen. Die Mütter gehen häufiger arbeiten, manche Elternteile sind arbeitslos, viele pendeln über weite Strecken. All diese verschiedenen Lebenssituationen haben natürlich unterschiedliche Auswirkungen auf die Kinder. Ob die günstig oder ungünstig sind, läßt sich oft nicht generell sagen, sondern hängt wieder von anderen Faktoren ab.

Traditionelle Familien

In einer sogenannten traditionellen Familie leben die Eltern mit ihren Kindern zusammen. Wenn ein Elternteil krank wird, bringt das für die Kinder zumindest vorübergehende, manchmal bleibende Veränderungen mit sich. Zwischen den einzelnen Familien zeigen sich jetzt große Unterschiede.

Der Vater des 8jährigen Paul arbeitet sehr viel und ist aus beruflichen Gründen häufig mehrere Tage nicht zu Hause. Die Mutter ist für Paul die wichtigste Bezugsperson. Mit dem Vater spielt Paul am Wochenende, wenn nicht auch dann noch Arbeit ansteht. Nun ist der Vater an einem Non-Hodgkin-Lymphom, einem bestimmten Lymphknotenkrebs, erkrankt. Er muß längere Zeit im Krankenhaus bleiben. Abgesehen davon, daß die Mutter angespannt und reizbar ist, ändert sich für Paul nicht viel.
Ganz anders bei Thomas. Der 9jährige und seine 5jährige Schwester Nina sind viel mit dem Vater zusammen. Die Kinder sind in einer Ganztagseinrichtung untergebracht. So kommen die Eltern und die Kinder nachmittags ungefähr gleichzeitig nach Hause. Dann unternehmen sie oft etwas mit einander. Und wenn Thomas mit seinen Freunden unterwegs war, ist der Vater meist der Erste, dem er erzählt, was sie gemacht haben. Als der Vater wegen akuter Leukämie ins Krankenhaus muß, vermißt Thomas ihn sehr. Eine Zeitlang ist er ganz durcheinander und findet sich kaum zurecht.

Je nachdem, wie Ihre familiären Beziehungen gestaltet sind, braucht Ihr Kind jetzt unterschiedliche Unterstützung. Vielleicht ist die Erkrankung ja auch ein Anlaß zu überlegen, wie Ihre Beziehung zu den Kindern aussieht und was Sie möglicherweise verändern wollen. Vielleicht möchten Sie mehr Zeit mit Ihren Kindern verbringen und stellen ab jetzt die Arbeit oder den Hausbau etwas zurück. Oder wenn Sie merken, daß Ihr Kind bisher für Ihr Wohlergehen zuständig war, könnten Sie sich mehr auf Ihre Freunde stützen.

Patchwork-Familien

In einer Patchworkfamilie, also einer Familie, die sich aus mehreren Teilen früherer Familien zusammensetzt, kommt es ganz besonders darauf an, wie die Beziehungen zwischen den verschiedenen Mitgliedern gestaltet sind. Darf auch der nicht-leibliche Elternteil Erziehungsaufgaben übernehmen, wenn der leibliche Elternteil z.B. im Krankenhaus ist? Ist die Beziehung so, daß das Kind mit seinen Sorgen auch zum „neuen“ Elternteil kommt? Diese Fragen tauchen natürlich auch in „traditionellen“ Familien auf, aber in Patchworkfamilien sind sie mit größerer Wahrscheinlichkeit ein Thema.

Häufig spielen auch die nicht anwesenden, früheren Familienmitglieder eine wichtige Rolle. Im besten Fall sind sie, der getrennt lebende Elternteil und Geschwister, zusätzliche Stützen. Sie können dem Kind Sicherheit geben und helfen, den Alltag zu organisieren. Im schlimmsten Fall verursacht ein getrennt lebender Elternteil zusätzliche Belastungen, z.B. wenn die Frage des Sorgerechts wegen der Erkrankung neu aufgerollt wird. Wenn die Beziehung zum getrennt lebenden Elternteil nicht völlig vergiftet ist, lohnt es sich in der Regel, offen auf ihn zuzugehen und zu besprechen, wie es jetzt weitergehen wird und kann.

Die 12jährige Jenny lebt seit der Trennung ihrer Eltern vor fünf Jahren bei ihrer Mutter. Sie besucht regelmäßig jedes zweite Wochenende ihren Vater und verbringt die Ferien mit ihm. Sie träumt von einer Schwester oder einem Bruder. Jetzt hat ihr Vater seit über einem Jahr eine neue Freundin, mit der Jenny sich ganz gut versteht. Diese Frau, Rita, hat einen Sohn, der ein bißchen jünger ist als Jenny. Als Jennys Vater und seine Freundin beschließen zusammenzuziehen, ist für Jenny rasch klar: Sie will auch zu ihnen! Nach langen Auseinandersetzungen mit ihrer Mutter, die sie nur schweren Herzens gehen läßt, und vielen Gesprächen mit ihrem Vater und Rita darüber, wer was zu sagen hat, und daß es bei Problemen nicht einfach wieder zurückgeht, zieht Jenny in die neue Wohnung und die neue Familie ein.

Die Beziehungen in diesen „neuen“ Familienformen sind vielschichtig und kompliziert. Die Selbstverständlichkeit, mit der Kinder in „traditionellen“ Familien leben, gibt es hier nicht. Die Kinder haben am eigenen Leib erfahren, daß das Leben sich rasch und grundlegend ändern kann – und daß sie auf diese Änderung in der Regel keinen Einfluß haben. Erkrankt nun ein Elternteil an Krebs, bedeutet das für die Kinder eine weitere existentielle Verunsicherung. Wie sie sie verkraften, hängt von der Stabilität der Beziehungen und dem Umgang miteinander ab.

In Jennys neuer Familie gibt es immer wieder Auseinandersetzungen, aber auch schöne Zeiten. Insgesamt sind alle mit der Lösung recht zufrieden. Nach zwei Jahren, Jenny ist mittlerweile fast 15 und ihr „Bruder“ 13 Jahre alt, kommt ein Schock: Jennys Vater erkrankt an einem Gehirntumor. Der Vater und Rita sprechen offen mit den Kindern. Sie erklären ihnen, daß der Krebs im Gehirn so ist, daß man ihn operieren kann und daß der Vater anschließend bestrahlt werden muß. Danach bestehen gute Chancen, daß der Krebs ganz weg ist.

Die Atmosphäre in dieser Familie ist offen. Auch Konflikte werden ausgetragen. Das ist zwar manchmal sehr anstrengend, zahlt sich aber in dieser Krisensituation aus: die Kinder äußern ihre Sorgen und Befürchtungen, aber auch Wut auf ihr Schicksal. Die Eltern können dann darauf eingehen.

Seit Jenny bei ihrem Vater lebt, besucht sie ihre Mutter relativ regelmäßig. Allerdings hat Jenny inzwischen einen Freund, so daß der Kontakt zur Mutter nicht mehr so häufig ist. Öfter als einmal im Monat klappt es meist nicht. Die Erwachsenen bemühen sich um eine sachliche Haltung zu einander. Ab und zu kommen allerdings die alten Spannungen zwischen Jennys leiblichen Eltern durch. Jetzt in der Krisensituation ist Jennys Mutter aber eine große Hilfe: Jenny und ihr „Bruder" bleiben gelegentlich bei ihr, wenn der Vater und Rita im Krankenhaus sind. Jenny hat manchmal Angst, daß ihr Vater an dem Krebs sterben könnte. Es ist ihr dann ein Trost, daß sie ja immer noch ihre Mutter hat, zu der sie zurück könnte – auch wenn Rita findet, daß Jenny doch inzwischen ebenso zu ihr gehört.

Alleinerziehende Eltern

Ganz anders ist Alex' Situation: er ist 13 Jahre alt. Sein Vater hat die Familie verlassen, als Alex 5 Jahre alt war. Sie haben keinen Kontakt. Selbst die Unterhaltszahlungen kommen seit Jahren unregelmäßig. Die Mutter fühlt sich so unter Druck, Geld zu verdienen, den Alltag zu organisieren und Alex zu erziehen, mit dem es immer wieder massive Schwierigkeiten gibt, daß sie nur ganz wenige Freundinnen hat. Wenn Alex sie mal wieder nervt mit der Aufforderung, sie solle doch endlich mal raus gehen und nicht ständig zu Hause auf ihn warten, sagt sie nur, dazu habe sie weder Zeit noch Geld.
Ganz schwierig wird es, als Alex' Mutter an Brustkrebs erkrankt. Sie fühlt sich jetzt völlig überfordert: Wer soll es Alex sagen? Wer paßt auf ihn auf, während sie im Krankenhaus ist? Wie soll es gehen, wenn es ihr schlecht geht zu Hause? Und im schlimmsten Fall: Wer wird für Alex da sein, falls sie stirbt? Diese Sorgen bedrücken sie so, daß sie kaum noch sprechen kann. Alex hat ebenfalls das Gefühl, besser seinen Mund zu halten. Und außerdem: Warum muß es schon wieder ihn treffen? Immer hat er Pech! So baut sich eine angespannte, bedrückte und aggressive Atmosphäre auf. Ein Funke kann eine Explosion verursachen.

Auch in diesem Fall wäre es wahrscheinlich sinnvoll zu überprüfen, ob der Vater nicht jetzt zur Hilfe bereit ist. Ab und zu entwickeln sich Beziehungen, die vorher sehr schlecht waren, doch noch in guter Weise weiter.

Allein erziehende Eltern sind fast immer überfordert, wenn eine Krebserkrankung diagnostiziert wird. Die Sorge um die Kinder, die Organisation des Alltags und die Verarbeitung der Krankheit sind sehr viel auf einmal. Deshalb sind Freunde und Verwandte gerade jetzt eine unschätzbare Hilfe. Wichtig ist, daß sowohl die oder der Erkrankte wie auch das Kind dieser dritten Person vertraut. Wenn das Kind alt genug ist, kann man mit ihm gemeinsam besprechen, wer dies sein könnte. Manchmal wird das eine Person aus der Familie sein: eine Tante, ein Großvater. Oft ist aber auch ein Freund oder Freundin oder die Eltern eines Freundes des Kindes der oder die Geeignete.

Manche Familien verstehen nicht, daß jemand „Fremdes" diese Aufgabe übernehmen soll. Ausschlaggebend ist aber einzig und allein, zu wem beide Betroffenen Vertrauen haben und wer im Alltag verfügbar ist. Eine liebe Großmutter, die 400 km entfernt wohnt und auch nicht für längere Zeit kommen kann, ist ab und zu sicher eine Unterstützung, aber nicht für die Bewältigung des Alltags. Die Hilfsperson sollte immer wissen, wie der aktuelle Stand der Krankheit ist. Dann kann sie einerseits Fragen des Kindes kompetent beantworten und andererseits notwendige Hilfen besser organisieren. Vielleicht kann sie ja z.B. bei Gesprächen mit dem Arzt dabei sein. Auf jeden Fall sollte ein enger Kontakt zwischen allen Beteiligten bestehen.

Auf einander zugehen

War in einer Familie – aus welchen Gründen auch immer – bisher ein Gespräch eher schwierig oder nicht üblich, besteht jetzt vielleicht die Gelegenheit, das langsam zu verändern.

Möglicherweise ist für den Anfang Hilfe sinnvoll, z.B. durch Ärzte oder Psychologen im Krankenhaus oder in einer Beratungsstelle. Häufig reicht diese „Starthilfe“, um Gespräche in Gang zu bringen. Manchmal brauchen auch einzelne Familienmitglieder gezielte Hilfen, die abgesprochen werden können.

Viele Familie reagieren auf eine starke Belastung wie eine Krebserkrankung mit Rückzug: Es werden weniger Freunde und Bekannte kontaktiert, Aktivitäten fallen aus, weil man sich den Fragen und Blicken anderer nicht aussetzen möchte. Dieser Rückzug ist bei Eltern und Kindern gleichermaßen zu beobachten. Keiner weiß so recht, wie er sich verhalten soll. Einerseits möchte man, daß alles möglichst wie gewohnt weitergeht, andererseits ist da das Gefühl, man könne doch jetzt nicht so tun, als wäre nichts geschehen. Dann kommen noch all die guten Ratschläge, auf die man lieber verzichten möchte, und doch ist da auch die Angst, genau den einen wirklich wichtigen Hinweis zu verpassen. Die Lösung dieses inneren Hin und Her heißt für manche Menschen, sich aus vielen oder gar allen Außenkontakten zurückzuziehen. Das heizt die Atmosphäre innerhalb der Familie aber eher noch an, weil die Familienangehörigen noch mehr an Gefühlen auffangen müssen. Alle stehen unter Strom, sind besorgt, haben Angst. Je leichter das ausgesprochen werden kann, je leichter sich jemand entschuldigen kann, der mal geplatzt ist, desto entspannter wird die Luft insgesamt sein. Familien, die das offene Gespräch schon gewohnt sind, haben es natürlich leichter als solche, in denen bisher vor allem geschwiegen wurde.

Allerdings hilft Reden allein auch nicht. Ebenso wichtig ist das gefühlsmäßige Zusammensein. In den Arm genommen zu werden, wenn man traurig oder ängstlich ist, kann genau so viel helfen wie das Reden darüber. In vielen Familien gehört Körperkontakt – knuddeln und kuscheln, auf die Schulter klopfen ... – zum Alltag. Wenn eine schwere Erkrankung festgestellt wird, geht der Körperkontakt oft zurück – obwohl er gerade jetzt so wichtig wäre: Menschen schämen sich für die körperlichen Veränderungen oder haben Angst, in Tränen auszubrechen, wenn sie angerührt werden. Seien Sie mutig! Die Kinder brauchen die Nähe ebenso wie die Erwachsenen. Vielleicht nur kurz („Mann! Ich bin gerade mitten im Computerspiel!“) – aber gut tut sie doch.

Familien, in denen Körperkontakt nicht üblich ist, haben meist andere Möglichkeiten, ihre Verbundenheit auszudrükken. Vielleicht blinzeln sie sich zu oder lachen oder weinen gemeinsam. Manchmal ist eine Erkrankung auch der Anlaß, neue Dinge auszuprobieren: sich kurz über den Rücken zu streicheln oder die Hand zu drücken.

Auf je mehr Schultern die Last der Gefühle und der Aufgaben verteilt werden kann, desto weniger hat der Einzelne zu tragen. Deshalb ist es gut, auch außerhalb der Familie möglichst viele Menschen zur Unterstützung zu haben. Manchmal kann es schwer sein, die Hilfe anzunehmen: Man möchte niemandem zur Last fallen, niemandem etwas schuldig sein, vielleicht auch nicht zeigen, wie schlecht es einem tatsächlich geht. Diese Haltung ist verständlich, aber sehr belastend. Auch die Freunde sind in der Regel froh, wenn sie etwas für den oder die Betroffene tun können. Selbstverständlich wird es Freundschaften und Bekanntschaften geben, die sich enttäuschend entwickeln: Manche ziehen sich zurück. Ein Versuch, die Freundschaft wieder aufleben zu lassen, lohnt sich: Gelegentlich wissen Freunde einfach nicht, wie sie sich verhalten sollen. Wenn sie dann eine „Einladung“ bekommen, bricht unter Umständen das Eis. Andere werden aber den Kontakt ganz einschlafen lassen. Das ist traurig. Andererseits tauchen oft hilfreiche Menschen auf, mit denen man nie gerechnet hat: ein Nachbar, der plötzlich von sich aus Hilfe anbietet, eine Kollegin, mit der man bisher kaum Kontakt hatte, und die jetzt aufmerksam da ist. Auf diese Menschen sollte man sich konzentrieren. Sie sind wertvoll.

Wenn eine Krise wie eine Krebserkrankung eintritt, werden die Karten in der Familie neu gemischt: Beziehungen können sich entwickeln und vertiefen, aber auch zur zusätzlichen Belastung werden. Diese Veränderungen sind nicht immer vorhersehbar, manchmal überraschend – und erfordern Aufmerksamkeit und Sorgfalt.

Atmosphäre in der Familie

Je entspannter und ruhiger das Klima in einer Familie schon vor der Krebserkrankung eines Elternteils war, desto leichter paßt sich das ganze System Familie an die neue Situation an. Meist bestehen dann schon Gewohnheiten, miteinander etwas auszuhandeln, die eigenen Interessen zu vertreten und gleichzeitig die Bedürfnisse des anderen zu achten.

Wie die Atmosphäre in einer Familie ist, hängt neben den Beziehungen zwischen Eltern und Kindern und den Gesprächsgewohnheiten auch davon ab, ob es unabhängig von der Krankheit noch andere Konflikte gibt. Das können große Probleme sein wie Alkoholabhängigkeit eines Familienmitglieds, drohendes Scheitern der elterlichen Beziehung oder finanzielle Sorgen, aber auch kleinere Auseinandersetzungen, die ungelöst sind. In einer schweren Krise treten diese Dinge oft zunächst in den Hintergrund. Die Familie rückt vorübergehend näher zusammen. Häufig tauchen aber nach einiger Zeit die alten Probleme wieder auf. Sie verlangen unbedingt Aufmerksamkeit, auch wenn man glaubt, jetzt keine Kraft dafür zu haben. Wenn Sie selbst das Gefühl haben, nicht mehr allein zurecht zu kommen, suchen Sie bitte Hilfe, z. B. in einer psychologischen Beratungsstelle.

3. Wie führe ich ein Gespräch mit Kindern? – Einige allgemeine Regeln

Jede Familie hat ihre eigenen Gesprächsformen. In manchen Familien wird viel und offen gesprochen und gestritten, in anderen Familien steht Körperkontakt im Vordergrund, und wieder andere Familien haben ein eher distanziertes Verhältnis zu einander. Im Fall einer schweren Erkrankung, wie es die Krebserkrankung ist, ändert sich die Art des Umgangs nicht schlagartig. Eher verfestigt sich die zuvor schon gelebte Form. Trotzdem sind manche Probleme in dieser Situation für die meisten Familien ähnlich – ebenso wie die grundlegenden Schritte zu ihrer Bewältigung.

Die Verpflichtung zur Wahrheit

Das oberste Gebot im Umgang mit den Kindern ist Ehrlichkeit und Offenheit. Die Frage, ob man Kinder überhaupt mit der Wahrheit konfrontieren soll, muß mit einem eindeutigen und uneingeschränkten Ja beantwortet werden. Selbst die Allerkleinsten müssen erfahren, was los ist. Der Wunsch der Eltern, ihren Kindern diese Probleme zu ersparen, ist mehr als verständlich. Alle Eltern möchten, daß ihre Kinder sorgenfrei und behütet aufwachsen. Nur kann gleichzeitig niemand seine Kinder vor der Realität bewahren. In einer Krise hilft allen nur die Wahrheit. Alles andere wird sich früher oder später als Unwahrheit herausstellen – und dann ist das dringend notwendige Vertrauen erschüttert. Die Wahrheit zu sagen, bedeutet nicht, alles sagen zu müssen. Aber alles, was gesagt wird, muß nach bestem Wissen wahr sein. Wie man mit Kindern der verschiedenen Altersstufen sprechen kann, erfahren Sie im Abschnitt B dieses Buches.

Kinder spüren, daß etwas Schlimmes passiert ist. Wenn

sie nichts Genaues erfahren, werden sie die Lücke mit ihren Phantasien füllen. Und Kinder können sich fast immer Schlimmeres vorstellen als die Realität.

Herr M. hat drei Kinder: zwei Töchter von 6 und 11 und einen Sohn von 9 Jahren. Herr M. hat sich schon längere Zeit nicht gut gefühlt. Als er dann endlich am Montag morgen zum Arzt geht, sind die Kinder in der Schule. Der Arzt läßt das Blut untersuchen und ruft Herrn M. noch am Vormittag an: Er müsse sofort ins Krankenhaus; da sei etwas gar nicht in Ordnung. Im Krankenhaus wird nach weiteren Untersuchungen Akute Leukämie diagnostiziert. Herr M. muß sofort dort bleiben.
Als die Kinder mittags nach Hause kommen, merken sie nur, daß die Mutter sehr aufgeregt ist. Daß der Vater nicht da ist, ist normal: Er kommt immer erst abends aus dem Büro. Nachmittags muß die Mutter plötzlich weg. Eine Tante kommt, um bei den Kindern zu bleiben. Sie sagt den Kindern nicht, was los ist. Am Abend kommt die Mutter erst spät nach Hause. Die Kinder konnten bis dahin nicht schlafen. Sie haben im Kinderzimmer zusammen gesessen und überlegt, was wohl los ist. Die Älteste glaubt, daß der Vater einen Autounfall hatte und vielleicht schon tot ist. Sonst hätte die Mutter doch was gesagt! Der Sohn ist überzeugt, daß die Eltern sich scheiden lassen. Bei einem Klassenkameraden ist der Vater nämlich auch einfach ausgezogen, ohne seinen Kindern etwas zu sagen. Die Jüngste weiß gar nicht, was sie glauben soll. Sie hat einfach Angst.
Schließlich kommt die Mutter heim. Die Kinder trauen sich kaum, sie zu fragen. Zum Glück spürt die Mutter die Not der Kinder und setzt sich zu ihnen. „Wißt ihr, der Papi hat eine Krankheit, die nennt man Leukämie. Was das genau ist, erkläre ich euch morgen. Er muß jetzt längere Zeit im Krankenhaus bleiben. Die Ärzte und wir sind sehr zuversichtlich, daß er wieder ganz gesund wird. Wenn ihr mögt, können wir morgen nachmittag zusammen hinfahren, damit ihr selbst seht, wie es ihm geht." Die Mutter kann direkt sehen, wie erleichtert ihre Kinder sind: sie

hatten sich ja viel Schlimmeres vorgestellt! Und die Aussicht, den Vater zu besuchen, tut gut.

Selbstverständlich heißt das nicht, daß Sie dem Kind immer alles erzählen müssen. Das wäre gefühls- und verstandesmäßig eine Überforderung. Aber das Kind muß wissen, daß es sicher über alle wesentlichen Veränderungen informiert wird sowie über alle Angelegenheiten, die es betreffen. Außerdem braucht es die Sicherheit, daß es die Wahrheit erfährt. Dies ist möglicherweise für die Eltern die am schwersten umzusetzende Aufgabe. Der Grund für diese Verpflichtung zur Wahrheit ist, daß das Kind auf zuverlässige, stabile Beziehungen angewiesen ist – und in dieser unsicheren Zeit mehr denn je. Wenn das Kind nun erfährt, daß es von den Eltern nicht wahrheitsgemäß informiert wurde, wird das Vertrauen in die Eltern erschüttert. Das Kind wird mißtrauisch, wird sich innerlich und/oder im Verhalten abwenden und für die Eltern nur noch schwer erreichbar sein.

Mira ist 4 Jahre alt. Sie ist ein flinkes, lebhaftes Kind, das für seine Mutter manchmal sehr anstrengend ist. Miras Mutter liegt nun wegen Eierstockkrebs im Krankenhaus und soll operiert werden. Die Eltern wollen der Tochter nichts von der Krebserkrankung sagen, um sie nicht zu beunruhigen. Sie möchten ihr nach und nach beibringen, daß nach der Operation noch eine Chemotherapie notwendig sein wird, und daß Mira in dieser Zeit von einer Freundin betreut wird. Vorerst aber sagen sie ihr nur, daß die Mutter im Krankenhaus von den Ärzten operiert und dann wieder gesund sein wird.
Als die Mutter nach dem Krankenhausaufenthalt wieder zu Hause ist, erwartet Mira, daß alles erledigt ist. Statt dessen muß sie jetzt immer wieder für zwei, drei Tage zu einer Freundin der Mutter. Außerdem sieht sie, daß es der Mutter nicht gut geht: Sie ist müde, schickt Mira gelegentlich weg und ist gereizt. Dabei hatten die Eltern ihr doch gesagt, nach dem Kranken-

haus wäre alles wieder in Ordnung?! Mira ist verwirrt und wütend.

Um solche Entwicklungen zu vermeiden, kann dem Kind von vornherein das gesagt werden, was man selbst erwartet. Bei Mira wäre es also möglich, schon zu Beginn zu sagen, daß die Mutter operiert werden und danach ein paar mal für kurze Zeit ins Krankenhaus muß. In dieser Zeit werde Mira die Freundin besuchen dürfen. Das Kind wird diese Informationen teilweise wieder vergessen. Aber die Erwachsenen dürfen darauf vertrauen, daß, wenn der Zeitpunkt kommt, eine leise Erinnerung an das schon Gehörte da sein wird.

Der Umgang mit Unsicherheit

In vielen Fällen wissen natürlich auch die Eltern nicht genau, wie es weitergehen wird. Dann vermeidet man besser, dem Kind Versprechungen zu machen. Es wird mit der Unsicherheit besser leben können als mit falschen, wenn auch wohlgemeinten Versprechungen.

Die Eltern haben inzwischen gemerkt, daß es keine gute Idee war, Mira glauben zu machen, nach dem Krankenhausaufenthalt sei alles wieder gut. Sie erklären Mira deshalb, wie lange die Chemotherapie voraussichtlich dauern wird, und daß Mira jeweils für ein paar Tage bei der Freundin sein wird. Außerdem bereitet die Mutter sie darauf vor, daß sie die Haare verlieren wird. Sie tröstet sich und ihre Tochter damit, daß sie damit rechnet, zu Ostern wieder Haare zu haben.

Die Formulierung, daß sie damit rechnet, beinhaltet eine gewisse Unsicherheit, ob der Zeitrahmen eingehalten werden kann – vielleicht geht es etwas schneller, vielleicht dauert es länger. Wenn Eltern dann merken, daß das Kind die Unsicherheit „überhört" hat, kann sie ruhig noch einmal betont werden: „Ich hoffe wie du, daß das bis Ostern so klappt. Aber du weißt ja: So ganz sicher kann man nicht sein. Vielleicht dauert es auch länger."

Gerade bei Behandlungen, die sich lange hinziehen oder deren Ausgang ungewiß ist, ist die Unsicherheit schwer auszuhalten. Die Versuchung, doch feste Angaben zu machen, ist groß. Aber sie ist auch gefährlich: Die Enttäuschung wird um so größer sein, je sicherer man von einem bestimmten Ablauf ausgeht. Für Erwachsene wie Kinder ist es gut, wenn sie Pläne machen – aber mit der Möglichkeit, sie wieder umzustoßen und den Gegebenheiten der jeweiligen Situation anzupassen. Diese Haltung kann man Kindern vermitteln zusammen mit der Bereitschaft, nach anderen Lösungen für die alltäglichen Probleme zu suchen.

Hoffnung vermitteln und gleichzeitig die Wahrheit sagen

Ohne Hoffnung kann man nicht leben. Diese Weisheit gilt für Erwachsene wie für Kinder. Die Frage ist nur: Hoffnung worauf? Und: Verwechseln wir nicht manchmal Hoffnung mit Sicherheit? Statt zu sagen: „Ich hoffe, daß es so sein wird", sagen wir leicht: „Das wird so sein". Während Erwachsene ihr Wissen um bestimmte Dinge dazu nutzen können, die Sicherheit zu relativieren und den Wunsch dahinter wahrzunehmen, nehmen Kinder diese Aussagen wörtlich. Wenn Eltern also sagen: „Mutter kommt aus dem Krankenhaus, und dann ist alles in Ordnung", erwartet das Kind genau das. Eine Mutter, die dann erschöpft, gereizt, immer wieder bei Untersuchungen ist, bricht das Versprechen, daß alles wieder in Ordnung wäre. Das Kind wird kaum noch etwas glauben können. Günstiger wäre in diesem Fall zu sagen: „Mutter kommt aus dem Krankenhaus. Sie wird noch einige Zeit viel Ruhe und einige Hilfe brauchen. Aber wir sind sicher, daß in einiger Zeit alles so wird wie früher." Oder, wenn das nicht zu erwarten ist: „... Aber wir gehen davon aus, daß sie sich nach und nach erholt und wieder mehr machen kann, wenn auch nicht mehr ganz so viel wie früher." Oder, wenn es sich nur noch um eine begrenzte Lebenszeit handelt: „... Aber wir möchten, daß wir eine richtig gute Zeit zusammen haben."

Kaum ein Mensch kann sich ununterbrochen aller Gefahren, denen wir ausgesetzt sind, bewußt sein. Wir würden vor Sorge kaum noch etwas tun können. Andererseits leben die Menschen, die jede Gefahr leugnen, gefährlich. Das bedeutet für den Alltag und erst recht in der Situation der Erkrankung: Am besten leben wir mit einem Pendeln zwischen bewußter Auseinandersetzung mit der Erkrankung und der Zuwendung zu anderen Aspekten der Realität. Diese Haltung leben Kinder uns oft vor: Sie können sehr traurig sein, sich große Sorgen machen – und im nächsten Moment in ein Spiel mit einem Freund vertieft sein. Damit ein Kind so sein kann, braucht es unsere Hilfe: Es braucht die Erlaubnis, fröhlich zu sein. Und es braucht das Vertrauen darauf, daß seine Welt sicher ist.

Wenn man dem Kind guten Gewissens sagen kann, daß der Vater, die Mutter wieder gesund wird, ist das natürlich die größte Beruhigung für das Kind. Selbst wenn dieser Zustand längere Zeit auf sich warten läßt und es dem Erkrankten in der Zwischenzeit zunächst schlechter geht, bleibt die Aussicht auf Heilung die größte Stütze. In manchen Fällen kann man zwar auf Heilung hoffen, aber nicht damit rechnen. Für einige Menschen ist sie nach menschlichem Ermessen und bisherigem Stand der Medizin ausgeschlossen. Wie groß auch immer die Wahrscheinlichkeiten auf Heilung, Verlängerung des Lebens mit der Krankheit oder auch des Sterbens sind: Die Kinder haben ein Recht, sich auf den wahrscheinlichsten Fall einzustellen. Als Eltern sollte man sich klar machen: So gerne man das eigene Kind vor der Realität schützen möchte – es geht nicht. Früher oder später wird es mit der Wahrheit konfrontiert werden. Je mehr das Kind den Eltern vertrauen kann, desto stärker ist es. Dazu gehört, daß die Eltern dem Kind die Hoffnung vermitteln, die sie selbst haben, ohne die Wahrheit zu beschönigen.

Ängste der Erwachsenen vor Gesprächen

Was aber, wenn die Erwachsenen selbst nicht reden können oder wollen? Manchmal wird das Gefühl dahinter stehen: „Wenn ich es ausspreche, wird es wahr". Diese Reaktion ist besonders kurz nach der Diagnose nicht selten. Vielleicht braucht die Person einfach mehr Zeit. Bis dahin können die Kinder aber nicht warten. Dann sollte eine andere Vertrauensperson, der andere Elternteil, gute Freunde, Psychologen oder Ärzte in der Klinik, mit den Kindern sprechen. Man kann ihnen durchaus sagen, daß Vater oder Mutter zur Zeit nicht so gut über die Erkrankung sprechen können, daß das Kind aber jederzeit mit seinen Fragen und Sorgen zu dieser Person kommen kann. Wenn diese Vertrauensperson jemand von außerhalb der Familie ist, kann mit dem Kind ein regelmäßiger Kontakt vereinbart und vom Erwachsenen aufrecht erhalten werden. Zu erwarten, daß das Kind auf den Erwachsenen zugeht, wäre wahrscheinlich eine Überforderung.

Frau M. lebt mit ihrer 9jährigen Tochter Tina allein. Sie hat gerade erfahren, daß sie an Morbus Hodgkin, einem Lymphdrüsenkrebs, erkrankt ist. Die Mutter weiß, daß ihre Tochter möglichst bald erfahren muß, was los ist und was das für sie bedeutet. Sie selbst fühlt sich aber nicht in der Lage dazu. Deshalb bittet sie eine gute Freundin zu helfen. Die Freundin geht nun mit zu einem Gespräch mit der Ärztin, in dem über die weitere Behandlung gesprochen wird. Bei der Gelegenheit erhält sie eine Informationsbroschüre über Morbus Hodgkin und kann die Ärztin einiges fragen.
Am nächsten Nachmittag besucht sie Tina und ihre Mutter zu Hause. Tina ist überrascht, als sie zu einem Spaziergang eingeladen wird. Sie hat schon gemerkt, wie angespannt und ängst-

lich die Mutter ist, hat aber nicht gewagt zu fragen, was los ist. Jetzt denkt sie sich schon, daß es um die Mutter geht. Die Freundin sagt Tina, daß ihre Mutter eine Krebserkrankung hat, die Morbus Hodgkin heißt. Mit Hilfe der Broschüre, die sie von der Ärztin bekommen hat, erklärt sie ihr, was das bedeutet, wie die Behandlung in etwa verlaufen wird und welche Veränderungen sie für Tina mit sich bringen wird. Wichtig ist ihr auch, Tina von den guten Heilungschancen zu erzählen, die die Ärzte ihrer Mutter mitgeteilt haben. Dann sagt sie: „Vielleicht wunderst du dich, wenn alles so gut aussieht, daß dann ich mit dir spreche und nicht deine Mutter. Aber weißt du: Sie ist im Moment so mit sich beschäftigt und über die Krankheit erschrocken, daß sie gerade nicht darüber reden kann. Sie hat dich trotzdem genauso lieb wie bisher und möchte, daß du auch Bescheid weißt. Deshalb bin ich jetzt erstmal für dich da. Was hältst du davon, wenn wir jede Woche was miteinander machen? Und wenn zwischendurch etwas ist, wenn du Fragen oder Sorgen hast, bist du herzlich willkommen. Und sobald deine Mutter sich wieder besser fühlt, wird sie wieder für dich da sein." Tina ist enttäuscht, daß ihre Mutter nicht mit ihr spricht – aber besser die Freundin der Mutter, die sie auch mag, als niemand.

Erwachsene sind Vorbilder für die Kinder. Von ihnen lernen sie, was gutes und schlechtes Benehmen ist, welches Verhalten akzeptiert und welches abgelehnt wird. Gerade wenn sie unsicher sind, was sie jetzt überhaupt tun können, werden sie schauen, was die Erwachsenen machen. Wenn die Erwachsenen sich nun viel Mühe geben, ihre Gefühle nicht zu zeigen, werden auch die Kinder ihre Emotionen zurückhalten.

Kevin und Dennis besuchen zusammen mit ihrer Mutter zum ersten Mal den an Leukämie erkrankten Vater im Krankenhaus. Der 3jährige Dennis freut sich vor allem darauf, dem Vater seine Bilder zu zeigen und endlich wieder mit ihm zu spielen. Kevin mit

seinen 8 Jahren hat verstanden, daß der Vater schwer krank ist. Er hat Angst vor dem, was ihn erwartet.
Der Vater sitzt im Bett. Er sieht blaß und schlapp aus. Ein Infusionsständer mit Flaschen und Beuteln steht neben seinem Bett und piepst ab und zu durchdringend. Ein Schlauch führt zum Hals des Vaters. Ob das weh tut? Kevin ist sehr beunruhigt. Aber sein Vater lächelt ihn an. Er fragt ihn nach der Schule und wie es mit seinem besten Freund gerade geht. Kevin beantwortet die Fragen, ist aber mehr damit beschäftigt, nicht zu weinen. Wenn die Großen das nicht tun, will er das auch nicht. Auf einmal laufen der Mutter die Tränen herunter. Der Vater schaut sie böse an, sagt aber nichts. Kevin ist erleichtert, daß er nicht geweint hat. Der Vater findet das offensichtlich nicht in Ordnung. Aber plötzlich wird die Mutter ärgerlich: „Warum soll ich nicht weinen? Es ist doch schlimm, daß du krank bist! Und die Kinder dürfen ruhig wissen, daß wir auch traurig sind!" Jetzt kann Kevin seine Tränen auch nicht mehr zurückhalten. Er läuft zur Mutter und läßt sich von ihr in den Arm nehmen. Auch der Vater weint nun. Und dann will auch Dennis dazugehören. Sie nehmen sich alle in die Arme und weinen gemeinsam. Nach einiger Zeit lacht der Vater leise: „Na, das war jetzt aber nötig!" Tatsächlich: Das Atmen ist leichter geworden. Jetzt traut sich Kevin auch, nach dem Schlauch im Hals des Vaters zu fragen: „Tut das weh? War das schlimm, als der rein gemacht wurde?" Der Vater kann ihn beruhigen: als der Katheter gelegt wurde, ging es ganz schnell und hat nur ein bißchen weh getan. Und jetzt ist der Schlauch am Hals praktischer, als wenn er am Arm läge.

Kinder brauchen ein Modell, das ihnen zeigt, daß man seine Gefühle zeigen kann, ohne als „Weichei" dazustehen. Und sie brauchen die Erfahrung, daß sie mit ihrer Angst die Eltern nicht belasten.

Erste Fragen der Kinder

Fast alle Kinder, egal ob 3 oder 16 Jahre alt, haben zunächst Fragen, die auch die Erwachsenen als erstes stellen:

- Wird die Behandlung erfolgreich sein?
- Wird sich mein Leben ändern und wenn ja wie?
- Wer wird für mich und meine Bedürfnisse sorgen?

Je nach Alter kommen dann noch Fragen dazu, die in den entsprechenden Kapiteln behandelt werden. Genau vorherzusehen sind die Fragen der Kinder natürlich nicht. Sie werden in bunter Reihenfolge von tiefgründigen Fragen über Leben und Sterben bis zur Frage, wer die Mannschaft jetzt zu den Fußballspielen bringt, reichen.

Einige Fragen der Kinder empfinden manche Erwachsene als egoistisch: Ist es jetzt wichtig, wer das Mittagessen kocht oder wer sie zum Reitunterricht bringt? Wen interessiert es, ob die Geburtstagsparty in zwei Wochen stattfinden kann? Sehen Sie es vielleicht einfach so: Der Alltag gibt Kindern viel Sicherheit. Je mehr der Alltag durcheinander gerät, desto gefährlicher empfindet ein Kind die Situation. Insofern könnte man die Frage nach der Geburtstagsparty auch übersetzen: „Wird in zwei Wochen die Welt noch so sein, wie ich sie bisher kannte?“ Diese sicherlich scharfe Formulierung soll deutlich machen, wie wichtig für alle – besonders die Kinder, aber auch für die Erwachsenen – das Aufrechterhalten von Routine ist.

Vielleicht setzen Sie sich mit Ihren Kindern zusammen und überlegen, was in nächster Zeit ansteht und wie dies geregelt werden könnte. Wer besorgt das Geburtstagsgeschenk für die Schulfreundin? Wer bringt das Kind zur Zahnspangenkontrolle? Wer ist beim Konzert des Kinderchors von der Familie im Publikum? Was ist mit dem Abschlußball nächste Woche? Seien Sie kreativ und ruhig hemmungslos, Hilfsangebote anzunehmen.

Zu den ersten Fragen, die alle Kinder spätestens ab dem Schulalter haben, gehört: Wirst du sterben? Was passiert dann mit mir? Beide Fragen werden die Eltern sicher nicht von sich aus ansprechen. Sie sollten aber wachsam sein und auch kleine Hinweise, daß das Kind sich mit Tod und Sterben beschäftigt, aufnehmen. Wenn die Eltern selbst sich nicht trauen, mit ihren Kindern darüber zu sprechen, gibt es vielleicht eine Ersatzperson, die diese Aufgabe übernehmen kann.

Das Kind bricht das Gespräch ab

Kinder wie Erwachsene haben an einem bestimmten Punkt einfach genug von einem Gespräch. Während die Erwachsenen höflich warten, bis ein Themenwechsel möglich ist, sind die Kinder viel direkter und reagieren oft unmittelbarer als Erwachsene. Wenn sie von einem Gespräch genug haben, zeigen sie es ganz einfach: Sie wechseln das Thema, gehen weg oder reagieren einfach nicht mehr. Sie fangen plötzlich an, von der Schule zu erzählen, oder daß sie unbedingt neue Turnschuhe brauchen, oder sie laufen einfach weg in ihr Zimmer oder zu ihrem Freund. Das kann für Sie als die Eltern recht kränkend sein: Sie hatten sich doch soviel Mühe mit dem Gespräch gegeben! Aber vielleicht können Sie es einfach aus der Kinderperspektive sehen: Es ist genug für heute! Je leichter Sie Ihr Kind gehen lassen können und den Themenwechsel mitmachen, desto leichter wird sich später ein neues Gespräch ergeben. Außerdem tut es auch Ihnen möglicherweise gut, wenn Sie zwischendurch über etwas anderes reden als die Krankheit.

Das Kind verweigert Gespräche

Wenn das Kind jedes Gespräch über die Erkrankung und die Veränderungen, die sie mit sich bringt, verweigert, kann das verschiedene Ursachen haben. Sie haben mit dem Kind gesprochen. Es hat verstanden, was los ist, möchte aber jetzt nichts mehr davon hören. Es will nicht gefragt werden, was es denkt und fühlt – es will einfach in Ruhe gelassen werden. Wenn es keine anderen Anzeichen gibt, daß das Kind ernste Probleme hat, werden Sie es ruhig lassen können. Vielleicht möchten Sie ihm ab und zu Gesprächsbereitschaft signalisieren. Das wird genügen. Das Kind hat offensichtlich beschlossen, daß es seinen Alltag leben will. Wenn Sie den Eindruck haben, daß es doch Probleme hat, z.B. rapider Abfall der schulischen Leistungen oder gehäuft aggressives Verhalten, werden Sie dem Alter des Kindes entsprechend darauf reagieren.

Manchmal will ein Kind von vornherein nicht über die Erkrankung sprechen. Es will gar nicht erst wissen, was los ist. Am besten versuchen Sie, vorsichtig herauszufinden, was los ist. Möglicherweise drückt das Kind mit seiner Verweigerung die Schwierigkeit der Erwachsenen aus, sich den Problemen zu stellen. Es lebt dann quasi den Wunsch aus, das Ganze möge einfach nicht wahr sein. Immer wieder kommt es zu einer großen Entlastung der Kinder, wenn die Erwachsenen die Erkrankung für sich akzeptieren. Das heißt nicht, daß die Krankheit einfach hingenommen, sondern daß sie als real und ein anzupackendes Problem begriffen wird.

Vielleicht hat das Kind auch Fragen und Befürchtungen, die es nicht auszusprechen wagt: ob der Kranke überleben wird, was dann mit ihm, dem Kind, geschieht. Könnten Sie es fragen, ob so etwas hinter seinem abweisenden Verhalten steckt?

Manche Kinder verweigern ein Gespräch auch aus Schuldgefühlen. Sie glauben, die Krankheit durch ihr Verhalten oder ihre Gedanken ausgelöst zu haben. Diese Überzeugung haben durchaus nicht nur die Kleinen, sondern auch manche Jugendliche noch.

Marie ist 13 Jahre alt und lebt mit ihrer 17jährigen Schwester und ihrer Mutter zusammen. Als die Mutter an Brustkrebs erkrankt, ist Marie kaum noch ansprechbar. Weder für die Mutter noch für die Schwester ist sie erreichbar. Die Mutter macht sich große Sorgen, zumal sie keine Ahnung hat, wie Marie die Nachricht von der Krebserkrankung aufgenommen hat. Schließlich entscheidet sie sich mit einigem Herzklopfen, Maries beste Freundin zu fragen. Die Freundin versucht, sich aus dem Gespräch mit der Mutter herauszuwinden. Sie versteht aber, daß es nicht ums Aushorchen geht, sondern daß die Mutter ehrlich besorgt ist. Die Freundin erzählt dann, daß Marie befürchtet, mit ihrer Wut, die sie des öfteren auf die Mutter hat, die Krankheit verursacht zu haben. Die Mutter ist gleichzeitig erleichtert und erschrocken. Einerseits ist sie froh, daß es „nur" so ein „verrückter" Gedanke von Marie ist, andererseits versteht sie nicht, wie Marie auf so eine Idee kommen kann.
Die Mutter erwischt Marie in einer ruhigen Minute in ihrem Zimmer und fängt an zu reden, ehe Marie sich wieder aus dem Staub machen kann: „Weißt du, manchmal mache ich mir Gedanken darüber, woher der Krebs wohl kommt. Auch wenn du gar nichts sagst, kann ich mir vorstellen, daß du das auch ab und zu überlegst. Ich habe jetzt von einigen Leuten gehört, daß manche Kinder denken, irgendwas, was sie getan haben, wäre schuld am Krebs. Nur falls du das auch glaubst: Nichts, was du getan oder gedacht hast, hat diese Krankheit verursacht. Und du kannst nichts tun, um sie besser oder schlechter zu machen. Wir können nur gemeinsam diese schwierige Zeit durchstehen." Uff, jetzt ist es raus! Die Mutter ist erleichtert und wartet gespannt auf Maries Reaktion. Aber die dreht nur die Musik lauter. Die Mutter geht raus und macht leise die Tür hinter sich zu. Aber das Gespräch hat einen Effekt: Marie wirkt danach viel entspannter.

„Das arme Kind!"

Normalerweise muß die 11jährige Paula die Schularbeiten gemacht haben, ehe sie zu ihrer Freundin darf. Seit ihre Mutter wegen Brustkrebs immer mal wieder im Krankenhaus behandelt wird – zuerst die Operation, jetzt die Chemotherapie – paßt die Großmutter auf Paula auf. Sie ist nicht so streng wie die Mutter. Wenn Paula die Oma traurig anschaut, kann sie tun, was sie will. Die Großmutter findet, daß Paula unter der ganzen Geschichte schon genug leidet.

So verständlich das Mitleid ist, dem Kind tut man damit nicht immer einen Gefallen. Es fühlt sich schlußendlich sicherer in der normalen Routine, zu der eben auch Kämpfe um die Hausaufgaben gehören. Natürlich wird die Routine nicht unter allen Umständen aufrecht zu erhalten sein. Und gelegentliche Ausnahmen schaden dem Kind auch nicht. Diese Ausnahmen sollten aber begründet und auf kurze Zeitabschnitte begrenzt sein.

Als Paulas Eltern mit der Großmutter reden, stellt sich heraus, daß diese sich selbst so am Rande ihrer Kräfte fühlt, daß sie sich zu den Kämpfen um die Schulaufgaben nicht in der Lage fühlt. Momentan gibt es aber keine andere Möglichkeit, Paula unterzubringen. Die Erwachsenen einigen sich darauf, daß Paula dann eben zur Freundin geht, daß der Vater aber abends die Hausarbeiten kontrolliert.

Neben dem Gefühl, keine Kraft für die Auseinandersetzung mit dem Kind zu haben, können auch Schuldgefühle der Erwachsenen zu besonders nachgiebigem Verhalten dem Kind gegenüber führen. Viele Eltern haben das Gefühl, ihrem Kind etwas anzutun mit der Krankheit. Sie möchten es bewahren vor den Erschütterungen, die es jetzt verkraften muß. Das ist sehr verständlich. Aber vor der Realität kann man kein Kind bewahren. Und schließlich hat sich kein Mensch die Krankheit ausgesucht. Man tut also dem Kind einen Gefallen, wenn man sich selbst darüber klar wird, ob ein bestimmtes eigenes Verhalten von Schuldgefühlen gespeist wird – und wenn ja, es bewußt verändert.

Pascal ist 15 Jahre alt. Er wünscht sich seit über einem Jahr endlich einen eigenen Computer. Da die finanzielle Situation der Familie etwas angespannt ist, hat er ihn bislang nicht bekommen. Nun erkrankt die Mutter an einem Gehirntumor. Pascal wird über längere Zeit vermehrt im Haushalt helfen und Eigenverantwortung übernehmen müssen. Er mault ständig, daß er so viel tun muß und „alles Mist" ist. Die Mutter drängt den Vater, Pascal endlich den Computer zu kaufen. Der Vater hält dagegen. Im Gespräch wird klar, daß die Mutter sich schuldig fühlt, weil Pascal jetzt ihretwegen so viel tun muß. Das Vater hält das für Unsinn. Sie einigen sich auf einen Kompromiß: Dafür, daß Pascal tatsächlich mehr Zeit mit Aufgaben für die Familie verbringt und die auch recht zuverlässig erledigt, wenn auch nicht ohne Murren, bekommt er einen größeren Zuschuß zum Computerkauf.

4. Reaktionen und Probleme, die in jedem Alter auftauchen können

Erwartungen an die Kinder

In einer Krise wollen fast alle Kinder helfen. Aber sie möchten wahrscheinlich nicht alles tun, was die Eltern erwarten und auch nicht ständig zur Verfügung stehen. Das kann manchmal schwer zu koordinieren sein. Aber wenn es gelingt, die Angebote der Kinder anzunehmen und ihnen für ihre Bemühungen Anerkennung zu zollen, können sie daran wachsen. Was von den Kindern im Einzelnen zu erwarten ist, hängt natürlich von ihrem Alter, ihrer Persönlichkeit und ihrem Entwicklungsstand ab. Sie werden gemeinsam herausfinden, was Ihre Kinder leisten können und wo ihre Grenzen sind.

Zur Koordinierung dessen, was notwendig ist, was Sie erwarten, was getan werden muß, was die Kinder möchten, sind regelmäßige Gespräche notwendig. Je klarer für das Kind ist, was von ihm erwartet wird, und je genauer Sie wissen, was Ihr Kind gerade beschäftigt, desto eher können Mißverständnisse und Ärger ausgeschlossen werden. Das heißt nicht, daß das Kind plötzlich lieb, brav und unproblematisch werden würde, weil Mutter oder Vater krank sind. Das Kind wird weiter genau dieses Kind sein. Es wird seine Probleme, Kümmernisse und Ärger haben. Und es wird mit einiger Wahrscheinlichkeit seine Aufgaben nicht ohne Protest erledigen.

Manchmal stellt schon die Veränderung des normalen Verhaltens des Kindes eine Hilfe bei der Bewältigung der Erkrankung dar. Wenn ein Kind üblicherweise laut ist, bedeutet das leise Schließen von Türen, das Herunterdrehen der Musik eine Entlastung. Wenn es irgend geht, kann man das Kind in einer ruhigen Minute ohne Vorwürfe um dieses Verhalten bitten. Wenn es gelingt, die Verhaltensänderung klar als Hilfe für eine begrenzte Zeit zu benennen, wird das Kind sich leichter darum bemühen – und ganz nebenbei die Erfahrung machen, wie es Einfluß auf die Atmosphäre hat.

Überforderung

Erwartungen an die Kinder können mitunter zu groß sein und die Kinder überfordern. Manchmal erwartet z.B. der gesunde Elternteil, daß ein Kind die Partnerrolle übernimmt. Das geschieht fast immer unbewußt, übt aber trotzdem einen negativen Einfluß auf die Entwicklung des Kindes aus. Durch

Sätze wie: „Jetzt bist du der Mann im Haus“ oder: „Willst du nicht in Mamis Bett schlafen?“ fühlt sich das Kind in die Rolle des abwesenden Elternteils geschoben. So schmeichelhaft diese „Beförderung“ für das Kind ist, so kann sie doch auch eine Überforderung bedeuten. Außerdem können später Probleme auftauchen, wenn das Kind diese wichtige Position verlassen soll, weil der kranke Elternteil wieder zu Hause ist. Um nicht in diese Falle zu tappen, hilft nur selbstkritische Prüfung. Wichtig ist sicherzustellen, daß nicht Dritte dem Kind die Botschaft vermitteln, es sei „der kleine Mann“ oder „die kleine Frau“ im Hause.

Auch andere Erwartungen können ein Kind überfordern: Aufgaben, die seinem Alter oder seiner Position nicht entsprechen, können es in Konflikte stürzen. So ist die längere Beaufsichtigung jüngerer Geschwister für einen Sechsjährigen ebenso zuviel, wie die Erledigung von Behördengängen für eine Vierzehnjährige. Möglicherweise wird das Kind die Aufgabe sogar erledigen und stolz darauf sein. Trotzdem wird es sich überfordert fühlen. Was Ihr Kind kann und was zuviel wäre, können Sie im Einzelfall am besten beurteilen. Nur sollte die Gefahr bewußt sein, daß in Krisensituationen leicht zuviel verlangt werden kann.

Zeitliche Begrenzung von Aufgaben

Natürlich müssen vom Kind bestimmte Aufgaben zusätzlich zu den bisher üblichen übernommen werden. Aber es braucht die klare Botschaft, daß das vorübergehend ist und nichts daran ändert, daß es ein Kind und kein Erwachsener ist. Auch jeder Machtzuwachs ist vorübergehend.

Markus ist 14 Jahre alt. Wenn die Mutter zur Chemotherapie im Krankenhaus ist, kommt nachmittags eine gute Freundin der Mutter, Irmgard, um auf Markus und seine 5jährige Schwester aufzupassen. Zweimal in der Woche muß Markus seine Schwe-

ster allerdings vom Kindergarten abholen, weil Irmgard erst etwas später Zeit hat. Markus erledigt diese Aufgabe sehr gewissenhaft. Allerdings fällt es der Mutter auf, daß Markus seine Schwester jetzt oft herum kommandiert, ihr sagt, was sie zu tun und zu lassen hat.
Die Mutter nimmt ihn in einer ruhigen Minute beiseite: „Markus, ich finde das ganz toll, wie zuverlässig du Lisa immer vom Kindergarten abholst und nach Hause bringst. Dafür bin ich dir dankbar und möchte dir gern eine CD schenken. Du kannst dir eine aussuchen. Mir ist in letzter Zeit aufgefallen, daß du auch dann, wenn ich zu Hause bin, sehr auf Lisa achtest, daß sie alles so macht, wie du es für richtig hältst. Das ist aber nicht nötig. Wenn ich zu Hause bin und wenn Irmgard da ist, passen wir auf Lisa und auf dich auf. Okay?"

Eine zeitliche Begrenzung hilft bei vielen Dingen: wenn die Kinder nicht ständig ruhig sein sollen, sondern nur für zwei Stunden, während die Mutter schläft; wenn der Hund nur so lange ausgeführt werden muß, bis der Vater seine alte Aufgabe wieder übernehmen kann. Diese Begrenzung hilft dem Kind zu verstehen, daß es ein „danach" gibt. Je kleiner das Kind, desto mehr lebt es im Jetzt. Daß sich ein Zustand wieder ändern könnte, ist um so schwerer zu verstehen, je jünger das Kind ist. Alles scheint endgültig. Aber auch älteren Kindern tut es gut zu hören, daß über das „Danach" nachgedacht wird, daß für diese Zeit konkrete Pläne existieren. Es läßt sie eher daran glauben, daß dieser Zustand tatsächlich eintritt.

Umgang mit eigenen Gefühlen

Jede Krebserkrankung ist mit heftigen Empfindungen verbunden. Die Betroffenen selbst wie auch die Angehörigen erleben starke Stimmungsschwankungen, unangenehme, vielleicht auch bisher unbekannte Gefühle und weniger Kontrolle darüber, wie sie sie äußern. Auch die Kinder werden ab und zu Stimmungen der Eltern erleben, die sie erschrecken und die sie nicht einordnen können. Oft fragen sich die Erwachsenen, wieviel von ihren Gefühlen sie mit den Kindern teilen sollen. Was sollen sie tun mit ihrer Ungeduld, ihrer Angst, dem Zorn? Sollen sie sie ganz zurückhalten oder sollen sie sie ausleben? Es taucht die Frage auf, wieviel das Kind von den Gefühlen und Ängsten der Erwachsenen erfahren sollte.

Sicher ist es wichtig, das Kind nicht als Vertrauten zu gebrauchen. Wenn Eltern ihrem Kind z.B. sagen, daß sie große Angst vor der Zukunft haben und gar nicht wissen wie es werden soll, überfordern sie es. Trotzdem kann es ihm helfen, wenn es weiß, daß Mutter oder Vater jetzt gerade traurig oder gereizt ist. Dazu muß es aber auch erfahren, daß das wieder vorbei geht und daß es selbst nichts dafür kann. Dieser letzte Punkt ist besonders wichtig: Kinder, besonders die Kleineren, aber auch die Größeren, erleben häufig alles als auf sich selbst bezogen. Sie sehen sich selbst als Verursacher der Dinge, die um sie herum geschehen. Wenn nun ein Elternteil traurig oder zornig oder gereizt ist, muß das doch mit ihm, dem Kind, zu tun haben – oder? Es wird sich schuldig fühlen und dementsprechend reagieren: ebenfalls wütend werden, sich zurückziehen, sich verschließen. Um das zu verhindern, muß es möglicherweise auch mehrmals hören, daß es nicht für die Gefühle der Eltern verantwortlich ist.

Wenn die Kinder das Gefühl bekommen, schuld zu sein, kann das manchmal durch kleine Bemerkungen ausgelöst sein. Eine Mutter wird von der Tochter gefragt, wann die nächste Untersuchung ist, und antwortet: „Warum mußt du mich immer wieder daran erinnern?“ So merkwürdig es uns Erwachsenen oft scheint: Überraschend viele Kinder halten sich für schuldig am Schlechtgehen bzw. der Erkrankung der Eltern. Es ist sinnvoll, ihnen immer wieder klar zu machen, daß sie ursächlich nichts damit zu tun haben. Wenn einem also solch ein Satz herausgerutscht ist, kann man z.B. nachschieben: „Es tut mir leid. Ich bin im Moment ziemlich angespannt. Das klang gerade so, als wenn du mich nicht fragen dürftest. Das ist natürlich Unsinn. Die nächste Untersuchung ist nächste Woche."

Der Versuch, Ihre Kinder nicht mit Ihren Gefühlen zu belasten, ist meist zum Scheitern verurteilt. Die Kinder spüren doch, daß etwas nicht stimmt. Außerdem werden sie mit einiger Wahrscheinlichkeit gelegentlich Ärger, Zorn und Neid der Eltern für kleine Dinge auf sich ziehen, die den Eltern normalerweise nichts ausmachen. Die Gefühle der Eltern waren einfach so überwältigend in dem Moment, daß sie sich nicht mehr kontrollieren ließen. Auch für ein Kindergartenkind kann es eine wichtige Erfahrung sein, daß sich die Eltern bei ihm entschuldigen. Dadurch können die Kinder lernen, daß es nicht in Ordnung ist, ungerecht zu sein, daß es trotzdem manchmal passieren kann, und daß eine Entschuldigung auch für die Erwachsenen in Ordnung ist.

Allerdings sollten die Kinder möglichst vor der Wucht der Gefühle geschützt werden. Das kann so geschehen, daß die Eltern Hilfsangebote von außerhalb der Familie, z.B. von Freunden, Nachbarn, den eigenen Eltern oder Geschwistern, oder auch von Ärzten oder Psychologen annehmen. Die Kinder sind dann entlastet, weil sie spüren, daß die Eltern „Blitzableiter" gefunden haben. Die meisten Betroffenen kennen das: Wenn man sich von Sorgen überwältigt fühlt, hilft es oft, mit anderen darüber zu sprechen. Dann wird der Druck ein bißchen weniger, und die Kinder fühlen sich nicht gefordert, ihren Eltern helfen zu müssen.

Explodierende Eltern – explodierende Kinder

Zunächst ist Vorbeugung sinnvoll, auch wenn sie nicht jeden Ausbruch von Wut oder Ärger verhindern wird. Sagen Sie Ihren Kindern ruhig, daß jetzt wahrscheinlich die Anspannung steigen wird und alle – die Kinder, Sie selbst – dünnhäutiger sein werden. Auch daß wahrscheinlich Ihre Kraft begrenzt sein wird und Sie gelegentlich werden „nein" sagen müssen, können die Kinder ruhig schon früh hören. Erwarten Sie nicht, daß die Kinder begeistert sind, wenn es tatsächlich passiert. Das sind Sie wahrscheinlich auch nicht.

Trotz aller Bemühungen wird es gelegentlich passieren, daß der Druck zu groß wird: Man „explodiert", schreit möglicherweise die Kinder an, wird ungerecht. Die meisten Menschen kostet es einige Überwindung, aber es ist wohl notwendig, sich dafür zu entschuldigen. Man kann z.B. dem Kind erklären, daß es einem leid tut, und vielleicht auch die eigene Reaktion ein bißchen verständlich machen: „Es lag nicht so sehr an dir. Mir ist in diesem Moment einfach alles zuviel geworden." Diese Erklärung hilft dem Kind, den Gefühlsausbruch zu verstehen, so daß es nicht verwirrt wird oder sich dafür verantwortlich fühlt. Autoritätsverlust muß man nicht befürchten. Fast alle Kinder nehmen eine ernst gemeinte Entschuldigung selbstverständlich an.

Kinder brauchen Möglichkeiten, sich abzureagieren. Die Wut, die die Krankheit und alle Veränderungen auslöst, braucht Raum. Das wird z.B. in Form von sportlicher Betätigung geschehen. Jede Bewegung hilft, ein bißchen Spannung zumindest vorübergehend loszuwerden. Besonders günstig sind Sportarten, die gleichzeitig Kraft und Kontrolle vermitteln, wie z.B. Judo, Turnen oder ein Mannschaftssport. Manchmal wird die Anspannung aber auch in Form von Türen schlagen, um sich hauen oder schreien abgebaut. Wenn die Erwachsenen sich nicht gleich anstecken lassen und dem Kind zwar eine Grenze setzen aber auch gleichzeitig eine Erklärung anbieten (z.B.: „Mann, du hast ja eine Wut! Bist du so wütend, weil ...?"), kann das ein weiteres Gesprächsangebot sein.

Wenn das Kind eher selten dazu neigt, seinen Ärger auszudrücken, kann die Anspannung auch spielerisch gemeinsam ausgedrückt werden: mit Kissen- oder Schneeballschlachten, Holz hacken, gemeinsamem Schreien im Wald – haben Sie noch mehr Ideen?

Traurig sein

Eine Zeit der Trauer ist sicher für alle unumgänglich. Die Trauer um das, was nicht mehr geht, um Pläne, die sich zerschlagen haben, um Verluste von Körperteilen, Fähigkeiten, Kraft – all das braucht Zeit und Raum. Möglicherweise weint ein Kind so, daß der Erwachsene es kaum erträgt. Das Kind drückt vielleicht seine Gefühle so heftig aus, wie viele Erwachsene es sich nicht zugestehen würden. In-den-Arm-nehmen, zuhören, da sein sind jetzt die wichtigsten Hilfen.

Schade ist es, wenn das Kind nicht trauern darf, wenn ihm die Verzweiflung ausgeredet wird. Ihm wird dann z.B. gesagt: „Du brauchst nicht weinen!“ oder gar „Weine nicht – damit machst du es uns allen nur noch schwerer!“ Wahrscheinlich ist die Person, die das sagt, selbst sehr traurig und verzweifelt und verbietet sich gleichzeitig, es zu sein. Möglicherweise hat sie Angst, wenn sie so richtig spürt, wieviel Verzweiflung in ihr ist, daß sie das nicht aushält. Für das Kind bedeuten diese Aussagen, daß es nicht fühlen darf, was es fühlt. Wahrscheinlich wird es verstummen und sich zurückziehen. Der erste Schritt aus dieser Sackgasse ist, daß der Erwachsene eine Möglichkeit sucht, seine eigenen Gefühle auszudrücken – sei es die Wut auf das Schicksal, seien es Ängste, wie es weitergeht. Wenn es keine andere erwachsene Person im Familien- oder Freundeskreis gibt, der man sich anvertrauen kann oder will, dann stehen Seelsorger, Ärzte oder Psychologen in Beratungsstellen oder Kliniken zur Verfügung. Wenn die eigenen Gefühle akzeptiert sind, kann man eher auf das Kind zugehen. Dann ist es wahrscheinlich sinnvoll, ihm direkt zu sagen: „Ich habe gesagt, du sollst nicht weinen. Aber das war natürlich Unsinn. Ich weine ja auch manchmal. Ich glaube, daß wir alle ab und zu sehr traurig sind."

Lachen und Spaß

Wie merkwürdig, werden Sie vielleicht denken, dieses Kapitel inmitten der ganzen Probleme? Aber Lachen ist eine wunderbare Medizin – wenn niemand verletzt wird. Z.B. kann man über die Glatze des erkrankten Elternteils nur dann Witze machen, wenn er oder sie selbst es auch spassig findet. Ebenso wird man über die Sorgen der Kinder nicht lachen, auch wenn sie den Erwachsenen lustig erscheinen.

Jens hat seit kurzem eine Freundin. Er will ihr gegenüber als cool und souverän da stehen. Dazu gehört, daß er über seine Zeit selbst bestimmen kann. Außerdem ist ihm peinlich, daß er so besorgt um seine Mutter ist. Sie hat Hautkrebs und ist gerade in einer Behandlungspause zu Hause. Jens hat viele Aufgaben in der Familie und im Haushalt übernommen. Er möchte seine Fürsorge aber am liebsten verstecken. Als die Freundin nachmittags kommt, macht ihr Jens auf und schiebt sie gleich in sein Zimmer. Aber zu spät: Die Mutter hat sie schon entdeckt und begrüßt sie. Auf das halb ernst, halb lustig gemeinte Lob der Mutter: „Als Hausmann ist Jens unschlagbar!" reagiert er mit einem Wutanfall.

Eine andere Sache ist es, wenn Sie selbst Ihren Humor nicht ganz verloren haben. Selbstverständlich gibt es Zeiten, in denen einem ganz und gar nicht nach Lachen zumute ist. Aber dann kann man doch auch wieder lustige Dinge wahrnehmen.

Kinder brauchen in dieser Zeit mit ihren ganzen Problemen und Ängsten vielleicht die besonders ausgesprochene Erlaubnis, Spaß haben und lustig sein zu dürfen und die

Krankheit eine Zeitlang zu vergessen. Aus lauter Solidarität sind sie sonst vielleicht zu oft mit traurig oder fühlen sich schuldig, wenn sie lachen. Umgekehrt können sie aber auch den Erwachsenen gelegentlich aus trüben Stimmungen heraushelfen. Der 10jährige Sohn einer an Krebs erkrankten Frau sagte einmal: „Mami, wir können jetzt aber nicht *nur* traurig sein!"

Woanders ist alles besser

Einige Kinder suchen sich ihre Erholung außerhalb der Familie. Sie gehen vermehrt zu Nachbarn oder Freunden. Das kann für die Eltern kränkend sein. Gerade jetzt sollte doch die Familie eng zusammenhalten! Aber das Kind braucht vielleicht diese unbeschwerte Umgebung, in der alles so normal und sicher zugeht. Möglicherweise ist das Verhalten des Kindes auch ein Anlaß zu überprüfen, wie es denn gerade in der eigenen Familie aussieht: Steht die Krankheit wirklich so im Vordergrund, daß kaum etwas anderes Platz hat? Muß das Kind so ruhig sein, daß jede Lebensäußerung stört, daß es sich ständig zurücknehmen muß? Hängt immer eine dicke graue Wolke über dem Haus, die jeden Spaß erstickt? Wenn das so ist, können bewußt mehr schöne Dinge miteinander geplant werden. Wie wär's zum Beispiel mit einem Waffelessen? Oder einem Spielenachmittag? Und manchmal hilft es auch, absichtlich über etwas anderes als den Krebs zu reden.

Wenn ein Kind deutlich sagt: „Bei denen ist es viel schöner als zu Hause!", ist das eine gute Gelegenheit, genauer nachzufragen, was denn schöner ist. Wenn diese Frage nicht als Vorwurf formuliert ist, sondern aus dem Interesse heraus, etwas zu Hause zu verbessern, wird man oft überraschend klare Antworten von den Kindern bekommen.

Schlechte Tage

Es wird Tage geben, die einfach von vorne bis hinten schlecht sind: im Bus schon angerempelt worden, in der Schule die Vokabeln nicht gewußt, Krach mit der besten Freundin gekriegt, das Handy verloren – versuchen Sie nicht, an diesem Tag ein gutes Gespräch zu führen. Es wird wahrscheinlich so mies werden wie der ganze Tag. Vielleicht wäre heute eine Auszeit für alle günstiger.

Das stille, unauffällige Kind

So angenehm ein Kind, das gar keine Probleme macht, für die Eltern ist, so wichtig ist es doch, ein Auge darauf zu haben. Selbstverständlich soll keinem Kind (und keinem Erwachsenen) ein Problem aufgedrängt werden. Es könnte aber sein, daß dieses Kind mit der Situation, der Erkrankung, den Veränderungen, den Ängsten nicht zurechtkommt, aber niemanden belasten will. Wenn man diesen Eindruck hat, kann man das Kind direkt darauf ansprechen: „Könnte es sein, daß du eigentlich Sorgen hast, aber mich, uns nicht damit belasten willst?“ Vielleicht kommt jetzt ein Kopfschütteln. Trotzdem könnte man nachhaken: „Wenn das so wäre, wäre das lieb von dir gemeint, aber ich bin sicher, daß wir gemeinsam auch deine Probleme lösen könnten.“ Vielleicht Schweigen oder ein kurzes „Quatsch“. Ein möglicher Abschluß: „Naja, wenn es so wäre, würde ich mich freuen, wenn du's mir sagen würdest.“ Nun weiß das Kind zumindest, daß man sich Gedanken um es macht. Sein Schonverhalten wird nicht unbedingt erwartet. Und vielleicht hat es ja auch wirklich gar keine Probleme.

Anzeichen, daß ein unauffälliges Kind doch Probleme hat, können z.B. in Bildern oder Träumen zutage treten. Wenn diese sich drastisch verändern oder sich mit Krankheit und Tod beschäftigen, das Kind aber gleichzeitig betont, daß alles in Ordnung ist, kann man dem nicht recht trauen. Dem stillen Kind sollte man nachgehen. Man kann es direkt fragen: „Gibt es irgend etwas, was dich bedrückt?“ Oder, wenn man eine Ahnung hat: „Denkst du viel an Mami?“; „Hast du Angst, in der Schule nicht mitzukommen, wenn hier soviel Durcheinander ist?“ oder was auch immer Sie glauben. Vielleicht werden Sie jetzt und auch die nächsten Male keine Antwort bekommen. Aber schon die Tatsache, daß Sie ab und zu fragen, wird Ihrem Kind Sicherheit geben.

Das überfürsorgliche Kind

Wenn ein Kind überfürsorglich ist, nicht von der Seite des Kranken weicht, alles erledigt, nie aggressiv wird, sollten die Eltern aufmerksam sein. So angenehm unter Umständen dieses Verhalten für die Eltern sein kann, stecken doch möglicherweise Probleme dahinter. Versucht das Kind, eine vermeintliche Schuld abzutragen? Glaubt es, nur wenn es sich wohl verhält, könne Mutter oder Vater wieder gesund werden? Hat es Angst, den Eltern seine Gefühle zuzumuten? Fühlt es sich schuldig, wenn es Spaß hat, während Mutter oder Vater krank ist?

Falls Ihr Kind überfürsorglich ist, versuchen Sie am besten herauszufinden, warum es so reagiert. Meist möchte das Kind mit diesem Verhalten die unsichere, bedrohliche Situation in den Griff bekommen. Vielleicht können Sie diesem Bedürfnis nach Sicherheit Rechnung tragen und dem Kind deutlich machen, wer in seiner Abwesenheit für den Kranken sorgen wird: er oder sie selbst oder eine andere Person. Das Kind braucht die ausgesprochene Erlaubnis, sich wieder seinem eigenen Alltag zuzuwenden. Man kann es direkt sagen: „Du, es ist lieb, wie du dich um mich kümmerst. Jetzt komme ich aber allein zurecht (oder: jetzt hilft die Oma mir). Jetzt sollst du für dich was machen. Geh doch vielleicht zu deinem Freund zum Spielen.“ Die Bemühungen des Kindes werden anerkannt. Gleichzeitig wird die Rollenverteilung klargestellt: Das Kind ist das Kind – und nicht ein sorgender Elternteil.

Körperliche Beschwerden beim Kind

Wenn sie nicht häufig mit Krankheiten konfrontiert sind, haben Kinder normalerweise ein unbefangenes Verhältnis zu ihrem Körper. Sie denken, wie wir Erwachsenen, nur dann an ihren Körper, wenn etwas nicht in Ordnung ist. Und sie gehen sicher davon aus, daß alle Probleme zu beheben sind. Eine ernste Erkrankung erschüttert diese Selbstverständlichkeit. Plötzlich kann man sich auf den Körper nicht mehr verlassen. Sind diese Bauchschmerzen jetzt wie früher wegen der anstehenden Mathearbeit, oder sind es Bauchschmerzen als Anzeichen einer ernsten Krankheit wie beim Papa?

Viele Kinder entwickeln körperliche Symptome, wenn ein Elternteil krank ist. Sie sind häufig Ausdruck einer körperlichen und seelischen Verunsicherung und großer innerer Anspannung. Selbstverständlich sollte ausgeschlossen werden, daß es sich tatsächlich um eine körperliche Erkrankung des Kindes handelt. Zur Beantwortung dieser Frage ist der Arzt der richtige Ansprechpartner. Wenn aber klar ist, daß die Beschwerden ausschließlich oder auch teilweise seelische Ursachen haben, müssen diese (mit-) behandelt werden. Dazu kann man dem Kind z.B. sagen, daß man versteht, daß die ganze Sache Bauchschmerzen macht oder daß einem schier der Kopf platzen kann vor lauter Anstrengung. Laden Sie das Kind zum Gespräch über seine Sorgen ein.

Allerdings sollten Eltern aufpassen, daß das Kind die Schmerzen, soweit sie nicht körperlich bedingt sind, nicht nutzt, um sich vor bestimmten Aufgaben oder der Schule zu drücken. Das wäre das falsche Signal. In einer besonders schwierigen Lage wird das Kind sicherlich einmal von der Schule oder vom Kindergarten zu Hause bleiben können.

Aber es muß klar sein, daß dies die absolute Ausnahme ist. So wie die Erwachsenen die alltäglichen Aufgaben weiter erfüllen müssen, muß das Kind das auch.

Eßstörungen

Eßstörungen, die über einen längeren Zeitraum anhalten, können ebenfalls Signale sein, daß etwas nicht stimmt. Wenn das Kind ständig irgend etwas ißt, wenn es zuviel ißt, ohne satt zu werden, wenn es zuwenig ißt, im Essen herumspielt oder Mahlzeiten zu vermeiden scheint, ist Aufmerksamkeit angebracht. Häufig legen sich Eßprobleme wieder, wenn sich die Situation insgesamt verbessert, wenn z.B. die Mutter aus dem Krankenhaus zurück ist oder die erste Kontrolluntersuchung gut verlaufen ist. Um nicht gleich zuviel daraus zu machen, sollte das Eßverhalten zunächst nicht kommentiert werden. Sinnvoller ist es, die dahinter stehenden Probleme anzugehen. Z.B. könnte man einem Jugendlichen sagen: „Ich sehe, daß du momentan viel ißt, ohne daß es dir richtig zu schmecken scheint. Gibt es irgend etwas, was dich bedrückt?“ Körperliche Aktivitäten sind für viele Kinder und Jugendliche eine Hilfe, den Streß etwas abzubauen und wieder zu halbwegs normalem Eßverhalten zu kommen. Wenn die Eßstörung aber tatsächlich über die Krankheitsphase des Elternteils hinaus anhält, ist es sinnvoll, sich Hilfe zu holen.

Schlafprobleme

Einige Kinder klagen über Schlafprobleme. Damit sind nicht die normalen Schwankungen im Schlafverhalten, wenn die Zeiten unruhig sind, gemeint, sondern anhaltende Alpträume, Schlafwandeln oder nächtliches im Haus Herumgeistern. Wenn die zugrundeliegenden Probleme tagsüber angesprochen werden, kann das in der Nacht eine Entlastung sein. Auch körperliche Aktivitäten wie z.B. Sport wirken schlaffördernd. Um vor dem Schlafen wirklich zur Ruhe zu kommen, sollten aufregende Gespräche und Filme kurz vorher vermieden werden. Rituale lassen ebenfalls Ruhe einkehren: das regelmäßige Gespräch über die Erlebnisse des Tages, ein Nachtgebet, ein Abendlied, vorlesen, der Gute-Nacht-Kuß. Wenn trotz aller Bemühungen die Schlafstörungen über einen längeren Zeitraum anhalten, ist professionelle Hilfe nötig.

Entwicklungsrückschritte

Fast alle Kinder machen in Krisensituationen größere oder kleinere Rückschritte in ihrer Entwicklung: ein 5jähriger macht vielleicht wieder ins Bett, eine 10jährige traut sich nicht mehr allein zum Turnen, ein 15jähriger schafft es nicht mehr, Dinge zu regeln, die bisher selbstverständlich waren. Diese Rückschritte sind quasi eine Notlösung der kindlichen Seele: Solange die Belastung durch die Erkrankung so groß ist, hat es keine Kraft übrig, die es in seine Entwicklung stekken könnte. Es funktioniert sozusagen auf Sparflamme. Verstehen kann man die Rückschritte des Kindes auch als Versuch, die Welt wieder so herzustellen, wie sie vorher war, ehe die Diagnose kam. So als würde es unbewußt sagen: „Damals, als ich nachts noch Windeln trug, war alles gut.“ In der Regel ist die Rückwärtsentwicklung normal und vorübergehend. Wenn die Wogen sich geglättet haben, wieder mehr Ruhe eingekehrt ist, holen die Kinder meist rasch wieder auf. Deshalb ist die wichtigste Hilfe, eine gewisse Ruhe in den Alltag zu bringen: Gibt es einen regelmäßigen Tagesablauf? Wie häufig wechseln die Bezugspersonen? Wieviel Zeit gibt es für das Kind? Ist der gesunde Elternteil ständig gehetzt? Spürt das Kind Spannungen oder Unausgesprochenes zwischen den Eltern?

In zwei Fällen braucht das Kind allerdings mehr und gezielte Hilfe, wenn es Rückschritte macht. Zum einen sollte es vor negativen Folgen geschützt werden, insbesondere wenn es sich in Extremfällen durch sein Verhalten schadet. Wenn z.B. eine Klassenfahrt ansteht und das Kind nachts wieder einnäßt, wird es wahrscheinlich gehänselt werden und sich schämen. Das sollte vermieden werden. Dann hat es ja noch mehr Probleme: die Erkrankung von Vater oder Mutter, das Einnässen, die Hänselei und die Scham. Zum Zweiten gibt es Einzelfälle, bei denen die Rückschritte nach Abschluß der Behandlung nicht wieder aufgeholt werden. Das kann verschiedene Gründe haben: Hat das Kind oder die Familie noch andere Probleme, die ungelöst sind? Hat das Kind oder haben die Eltern Ängste, die unausgesprochen sind, mit denen das Kind sich aber doch quält? Dieses Kind braucht mehr Aufmerksamkeit, Zuwendung, Gespräche – auch, aber nicht nur über die Erkrankung.

Wenn das alles zufriedenstellend geregelt ist – optimal kann es in dieser Krisensituation sicher nie sein – und die Probleme des Kindes halten trotzdem an, braucht das Kind dringend Unterstützung. Manchmal kann die Familie, Eltern, Großeltern, diese Hilfe selbst gewährleisten. Wenn das nicht der Fall ist, sollte der Kinderarzt oder eine Familien- oder Erziehungsberatungsstelle in Anspruch genommen werden. Die Adressen erfahren Sie z.B. bei der Sozialberatung im Krankenhaus, bei Ihrem Hausarzt oder aus dem Telefonbuch.

Aggressive Reaktionen

Wie die Erwachsenen sind auch die Kinder manchmal wütend auf das Schicksal, auf die Welt, die so ungerecht ist. Sie ertragen die Anspannung und die Angst kaum, sind vielleicht auch zornig darüber, daß ihr Alltag durcheinander geraten ist, daß sie mehr Aufgaben übernehmen müssen. Mit Gewalt versuchen sie, die Krankheit und alles, was damit zusammenhängt, zu ignorieren. Wenn das nicht geht, werden sie wütend. Oft dient die Aggression dem Schutz vor Hilflosigkeit und Angst: Wer aggressiv reagiert, kann wenigstens überhaupt reagieren und muß nicht ohnmächtig zuschauen oder ist vor Angst gelähmt. Manchmal wissen weder die Kinder selbst noch die Umwelt so recht, was eigentlich der Anlaß für den aktuellen Ausbruch war. Die Wut kann sich in aggressivem Spiel ausdrücken: Die Puppe wird gehauen, Spielsachen werden zertrümmert, es wird mehr als sonst geschossen, zerstört oder verletzt. Manchmal wird vielleicht sogar die Grenze zu realen Verletzungen überschritten. Andere Kinder sind im Kontakt mit anderen Menschen aggressiv: gegenüber der erkrankten Person, den Eltern überhaupt, Geschwistern oder Freunden.

Zunächst ist ein gewisses Maß an Aggression sicher normal. So wie wir Erwachsenen gelegentlich aus der Haut fahren – und ab und zu im unpassenden Moment –, so geht es den Kindern auch. Allerdings pendeln Eltern oft zwischen Besorgnis und Verständnis für ihr Kind (schließlich sind sie selbst manchmal genauso wütend auf das Schicksal) und Ärger, daß es die Probleme durch sein Verhalten noch verschärft. Dementsprechend reagieren sie einmal so, daß sie selbst bei heftigen Wutausbrüchen dem Kind keine Grenzen setzen, weil das Kind ja sowieso so belastet ist. Ein anderes Mal werden sie scharf antworten, weil sie selbst so geladen sind.

Insgesamt ist es gut, dem Kind zwar Verständnis dafür zu signalisieren, daß es wütend ist, aber ihm auch klare Grenzen zu setzen für sein Verhalten. Das Kind braucht diese Regulierung von außen, weil es sonst nicht lernt, die eigenen Aggressionen zu steuern. Es muß lernen, für seine Wut akzeptable Ausdrucksmöglichkeiten zu finden, und braucht dazu unsere Hilfe. Je ruhiger diese Grenzen aufgezeigt werden können, desto geringer ist die Gefahr, mit dem Kind in einen Machtkampf zu kommen. Der wird sich allerdings nicht immer vermeiden lassen. Das Kind braucht auch einen gewissen Schutz vor sich selbst. Wenn es „ausrastet“, wird es sich hinterher dafür schämen. Weil die wenigsten Kinder das aber vor sich selbst eingestehen können, ist die Gefahr groß, daß sie noch aggressiver werden, um die Scham nicht spüren zu müssen. Diese Mechanismen gelten sicher nicht nur bei Kindern, deren Eltern an Krebs erkrankt sind. In dieser schwierigen Zeit liegen aber bei allen die Nerven blank, so daß die Gefahr, in einen ungünstigen Kreislauf von Wut, Explosion, Scham und Wut darüber zu kommen, wesentlich größer ist.

Selbstverständlich wird es Zeiten geben, wo die eigene Kraft für diese Grenzsetzungen nicht reicht. Möglicherweise kann man es in der Situation oder später sagen: „Du, ich bin jetzt (oder: war gestern) zu erschöpft um mit dir zu streiten, aber ich sag's dir: ich möchte nicht, daß du so mit mir sprichst, dich so und so verhältst! Wenn du so wütend bist, tob dich in deinem Zimmer aus!“ Wenn das Kind einem Gespräch (wieder) zugänglich ist, kann man ihm anbieten: „Laß uns miteinander reden, damit wir verstehen, was dich so wütend macht.“

Abweisende Reaktionen

Die Gefühle, die durch eine Krebserkrankung ausgelöst werden, können für Erwachsene wie für Kinder so überwältigend sein, daß sie nichts damit zu tun haben wollen. Das kann so aussehen, daß sie sehr abweisend auf alle Annäherungsversuche reagieren. Rückzug, das Verweigern von (bisher üblichem) Körperkontakt, Verschließen – all diese Reaktionen sind für Eltern oft besonders schmerzhaft. Zum einen haben sie das Gefühl, dem Kind gerade jetzt doch nahe sein zu wollen, es in dieser schweren Situation unterstützen zu wollen – und das Kind weist diese Bemühungen zurück. Zum anderen brauchen vielleicht auch die Eltern gerade jetzt die Nähe und den Zusammenhalt. Im Erleben der Eltern verweigert das Kind die notwendige Zuneigung.

Es ist günstig, wenn das Kind nicht zur Nähe gedrängt wird. Vielleicht kann man ihm gemeinsame Aktivitäten, Spiele, Ausflüge anbieten. Die gemeinsam verbrachte Zeit schafft Nähe, Vertrautheit und gemeinsame Freude. Möglicherweise wird sich das Kind dann öffnen – vielleicht auch nicht. Auf jeden Fall erlebt es, daß das Leben mit den Eltern auch noch schöne Seiten hat und nicht nur aus Krankheit besteht.

Ein anderer Grund für Zurückweisung durch Kinder liegt unter Umständen in Konflikten, die unabhängig von der Erkrankung bestehen. Wenn das Kind nun das Gefühl hat, die Eltern wollen, daß es sich wegen der Krankheit „normal" oder „brav" oder auch „interessiert" verhält, wird es wahrscheinlich noch mehr „dicht" machen. Die Eltern sind möglicherweise auch im Zwiespalt: Der Konflikt besteht weiter, aber sie möchten tatsächlich vorübergehend davon verschont bleiben. Die Kräfte reichen gerade nicht für beides. Eine Möglichkeit, damit umzugehen, ist, den Zwiespalt offen zu benennen. Vielleicht läßt sich das andere Problem tatsächlich vorerst auf Eis legen. Vielleicht müssen die Eltern aber auch akzeptieren, daß das Kind diesen Spagat nicht leisten kann und sich abschotten muß.

Viele Menschen haben durch die Erkrankung ein größeres Bedürfnis nach Nähe, Schutz und Anlehnung. Selbstverständlich werden die Kinder ein bißchen davon erfüllen – schon weil sie selbst es brauchen. Wenn sie aber spüren, daß das Bedürfnis des Elternteils zu groß für sie ist, werden sie eher ganz ablehnend reagieren. Insofern sollten Impulse von Kindern, daß „es reicht!", unbedingt akzeptiert werden – ohne eine Bemerkung dazu, wenn's geht. Das eigene Bedürfnis nach Nähe können die Erwachsenen vielleicht besser bei anderen Erwachsenen, Freunden oder Angehörigen stillen. Damit sind die Kinder in der Regel überfordert.

Ein Kind muß nicht unbedingt über die Erkrankung reden, und schon gar nicht immer wieder. Wenn aber ein Kind so abweisend reagiert, daß niemand mehr Zugang bekommt – auch keine Person außerhalb der Familie, auch nicht zu anderen Themen und Interessen des Kindes – dann besteht ein größeres Problem. In diesem Fall sollte unbedingt eine Vertrauensperson eingeschaltet werden, die helfen kann, z.B. ein Lehrer, eine Psychologin oder Ärztin.

Eine Möglichkeit herauszufinden, ob ein Kind Probleme hat, gerade wenn es nicht spricht, können seine Bilder sein. Wenn das Kind nicht von sich aus malt, kann man ihm ein Bild in Auftrag geben z.B. für den Vater oder die Mutter im Krankenhaus. Das Thema könnte sein: „Für Papa" oder „Unsere Familie" oder „Was ich mir wünsche". Wenn Sie selbst unsicher sind, wie Sie das Bild interpretieren sollen, können Sie z.B. Psychologen in der Klinik oder den Kinderarzt fragen. Wichtig ist, daß das Kind Zeit hat zum Malen und sich nicht beobachtet fühlt. Und wenn Ihr Kind nicht malen will, lassen Sie es. Wenn es Ihnen nur einen Gefallen tut, werden Sie nichts erfahren.

Unfallgefahr

Ein seltenes, aber, wenn es auftritt, unbedingt zu beachtendes Problem ist das unbewußte oder noch seltener bewußte Herbeiführen von Risikosituationen. Das Kind ist z.B. unaufmerksam im Verkehr, es klettert in riskantem Gelände herum oder setzt sich anderen Gefahren aus. Zwar ist dies nur dann im Zusammenhang mit der Erkrankung zu sehen, wenn es erst mit oder nach ihrem Beginn auftritt. In jedem Fall braucht dieses Kind aber Hilfe.

Meist stehen bewußte oder unbewußte Schuldgefühle des Kindes dahinter. Es kann das Gefühl haben, die Erkrankung verursacht zu haben und dafür eine Strafe zu verdienen. Und weil es mit niemandem darüber reden kann (weil es sich der Sache nicht bewußt ist, weil es sich schämt oder weil es sich nicht traut, sich jemandem zu offenbaren), muß es quasi die

Bestrafung selbst vornehmen. Wenn Sie den Verdacht haben, daß bei Ihrem Kind dieses Problem besteht, können Sie es vielleicht zunächst vorsichtig darauf ansprechen. Wenn es darauf reagiert und wenn sich vor allem sein Verhalten ändert, ist es gut. Wenn nicht, braucht Ihr Kind unbedingt professionelle Hilfe.

Zusätzliche Konflikte

Kinder verkraften die Krebserkrankung eines Elternteils sehr unterschiedlich. Neben vielen anderen Faktoren spielt auch die Frage eine Rolle, ob es zusätzlich noch andere Problemfelder gibt, andere Verluste, die das Kind verkraften muß: ein Freund, der weggezogen ist; ein gerade verstorbenes Meerschweinchen; Schulprobleme schon vor der Erkrankung des Elternteils; Umzug ... Einzeln für sich genommen sind die Probleme für ein Kind in aller Regel bewältigbar. Wenn allerdings so ein großes Problem wie die Krebserkrankung eines Elternteils hinzu kommt, kann die Kapazität des Kindes erschöpft sein. Wenn Ihr Kind in dieser Situation ist, braucht es auch Zeit und Raum, den anderen Verlust, das andere Problem zu be- und verarbeiten.

Niklas ist 11 Jahre alt. Der letzte Sommer war schrecklich: Sein bester Freund zog weit weg, und er selbst mußte von seiner kleinen Grundschule auf eine andere, viel größere Schule wechseln. Das hat ihn schon sehr mitgenommen. Als jetzt kurz vor den Herbstferien seine Mutter auch noch wegen Eierstockkrebs ins Krankenhaus muß und einige Zeit nicht mehr zu Hause ist, bricht für ihn alles zusammen. Er weint viel, will nicht mehr aus dem Haus und erst recht nicht in die Schule.
Abends setzt sich der Vater mit ihm zusammen, nimmt ihn in den Arm und redet mit ihm über all die Dinge, die in den letzten Wochen auf ihn eingestürmt sind. Zuerst erzählt Niklas unter vielen Tränen, wie schlecht es ihm geht und daß es bestimmt nie

mehr gut wird: Der Freund ist weg und die Schule ist doof und die Mutter ... Der Vater merkt, daß er den Satz nicht zu Ende spricht. Er springt ein: „Hast du Angst, daß Mami nie mehr gesund wird?" Niklas nickt. Der Vater erklärt ihm, daß die Mutter operiert worden ist und man davon ausgeht, daß damit der Krebs weg ist. Zur Sicherheit bekommt sie noch einige Chemotherapien. Die werden sicher anstrengend für die Mutter, aber sie beide und die Ärzte sind sehr zuversichtlich, daß sie danach ganz gesund sein wird. Er meint weiter: „Aber ich höre, daß die Krankheit von der Mami sicher ein Problem für dich ist, aber nicht das einzige. Der Abschied von der alten Schule und vom Max waren wohl auch ganz schlimm?" Heftiges Nicken von Niklas. „Was hältst du denn davon", schlägt der Vater vor, „wenn du in den Herbstferien zu Max fährst? Ich weiß ja nicht, ob das bei denen geht, aber ich könnte ja mal für dich fragen. Oder magst du selbst anrufen?" Dieser Vorschlag macht zwar nicht alles gut, aber Niklas sieht wenigstens einen Silberstreifen am Horizont.

Bei all den hier angesprochenen Problemen bedenken Sie bitte auch: Nicht jedes Problem des Kindes besteht wegen der Erkrankung. Daneben gibt es noch die ganz normalen Konflikte, die alle Eltern und ihre Kinder durchmachen müssen.

Der Körper, seine Veränderungen und Bedürfnisse

In Krisensituationen entwickeln viele Erwachsenen und Kinder die Neigung, sich körperlich und seelisch zurückzuziehen. Man igelt sich ein, weil man mit sich selbst auf dem Kriegsfuß steht, weil man Angst hat, daß die Tränen kommen könnten, weil man meint, allein zurechtkommen zu müssen. Gerade in dieser Zeit ist aber auch körperliche Nähe wichtig. Was ist in Ihrer Familie üblich? Ein Schulterklopfen, In-den-Arm-nehmen, Kuscheln ... Geben Sie das jetzt nicht auf! Es kann für die Kinder ebenso wie für die Eltern eine Quelle für Kraft und Trost sein. Vielleicht probieren Sie jetzt auch Formen der Nähe aus, die in Ihrer Familie bisher nicht zum Alltag gehörten.

Was tun, wenn die körperlichen Veränderungen durch die Krankheit so sind, daß der oder die Betroffene ihren Körper nicht mehr akzeptiert, sich gar davor ekelt? Bei gravierenden körperlichen Veränderungen ist es normal, daß man eine Zeit der Anpassung und des Einstellens auf das neue Aussehen, das neue Körperempfinden braucht. Diese Zeit kann man auch den Kindern abverlangen und erklären. Wenn es aber dauerhaft schwer ist, die Veränderungen anzuerkennen, brauchen Sie Hilfe. Die können Sie z.B. in einer Selbsthilfegruppe finden, in der Menschen mit ähnlichen Problemen über ihre Lösungen und praktische Hilfen im Alltag berichten. Manchmal ist auch eine Psychotherapie hilfreich.

Kinder können leicht die Nagelprobe machen, wie weit der oder die Erwachsene den eigenen Körper und seine Veränderungen tatsächlich akzeptiert. Viele Kinder wollen diese Veränderungen nämlich sehen: Die Operationsnarbe oder die Glatze sind durchaus interessant. Wenn es für Sie paßt, zeigen Sie sich ruhig, wie Sie jetzt sind. Das Kind wird sich wahrscheinlich leichter als Sie selbst an die neuen Gegebenheiten gewöhnen.

Je jünger das Kind ist, desto unproblematischer wird es die Veränderungen empfinden. Ein Kindergartenkind wird sich seine Streicheleinheiten holen – egal ob die Mutter ihren Körper ohne Brüste ablehnt oder der Vater sich vor seiner Stomaanlage ekelt. Schulkinder reagieren meist unproblematisch auf die körperlichen Veränderungen als solche, sind aber sehr sensibel für die damit verbundenen seelischen Probleme. Sie werden sich selbst zurückziehen, wenn sie wittern, daß der Elternteil körperliche Nähe schwer erträgt. Jugendliche wiederum haben ein ganz eigenes Verhältnis zur Körperlichkeit. Ihre Reaktion hängt oft weniger von der Verfassung des Erwachsenen ab als von ihrer eigenen Entwicklungsphase.

Auch kranke Eltern sind Eltern

Egal wie krank ein Elternteil ist, er bleibt immer noch Mutter bzw. Vater. Das zu wissen ist wichtig für den oder die Erkrankte wie für das Kind. Deshalb ist es gut, daß dieser Elternteil möglichst viele der bisherigen Aufgaben bald wieder übernimmt, wenn nötig zunächst teilweise. Das kann durchaus vom Krankenbett aus geschehen: Hausaufgaben nachsehen, das Abendgebet sprechen, aufpassen, daß Termine eingehalten werden, Entscheidungen über den Tages- und Wochenplan treffen – all das kann auch ein relativ kranker Mensch. Allerdings braucht der kranke Elternteil zunächst die Unterstützung des gesunden. Die Kinder müssen wieder lernen, daß sie dem Kranken ebenso zu gehorchen haben wie früher. Und daß sie immer noch Kinder sind – und nicht die Eltern der Eltern.

Oft werden die gesunden Familienmitglieder versuchen, den Kranken zu schonen. Das ist sicher lieb gemeint, hilft aber niemandem weiter. Der Kranke wird sich überflüssig und ausgeschlossen fühlen, der gesunde Elternteil überfordert, und die Kinder haben weniger Eltern als sie haben könnten. Je schneller also der erkrankte Elternteil die Elternrolle wieder wahrnimmt, desto besser für alle Beteiligten.

Wo gibt es weitere Hilfen?

Wenn Eltern das Gefühl haben, nicht mehr weiter zu wissen, an ihre eigenen Grenzen oder an die ihrer Kinder zu stoßen, wenn Probleme des Kindes so gravierend erscheinen, daß die familiären Angebote nicht mehr ausreichen, braucht man Hilfe von außen. Ein erster Anlaufpunkt können Psychologen sein, die inzwischen in vielen Krankenhäusern arbeiten.

Sie können die Pflegekräfte oder Ärzte in Ihrer behandelnden Klinik danach fragen. Mit diesen Psychologinnen und Psychologen können Sie zunächst das Problem besprechen. In einigen Fällen werden sie Ihnen direkt helfen können, in anderen werden sie Ihnen kompetente Stellen außerhalb der Klinik nennen. Auch viele Haus- und Kinderärzte können diese Vermittlungsfunktion übernehmen.

In einigen Städten gibt es Krebsberatungsstellen, die auf die Beratung bei den seelischen, familiären und sozialen Problemen, die sich im Zusammenhang mit der Krebserkrankung ergeben, spezialisiert sind. Wenn schulische Probleme im Vordergrund stehen, hilft oft der zuständige schulpsychologische Dienst. Auch wenn Sie von diesem noch nie gehört haben: einer ist für die Schule Ihres Kindes zuständig. Sie können entweder bei einem Lehrer oder im Schulamt nachfragen. Andere Probleme und Konflikte können in den örtlichen Familienberatungsstellen behandelt werden. Die Adresse finden Sie im Telefonbuch, beim Sozialdienst im Krankenhaus oder bei Ihrem Hausarzt.

Wenn Sie glauben, daß weniger Ihr Kind als Sie selbst Probleme haben, gelten (bis auf den Schulpsychologen) die gleichen Angebote. Zusätzlich besteht die Möglichkeit, sich in einer Selbsthilfegruppe Unterstützung zu holen. Deren Adressen erfahren Sie ebenfalls im Krankenhaus oder über die Nationale Kontaktstelle zur Unterstützung von Selbsthilfegruppen (NAKOS). Wenn Sie denken, daß eine Psychotherapie Ihnen helfen könnte, erhalten Sie die Adressen der niedergelassenen Psychotherapeuten von Ihrer Krankenkasse. In einigen Fällen ist es sinnvoll, daß diese Psychotherapeuten speziell in der Arbeit mit Menschen, die an Krebs erkrankt sind, weitergebildet und erfahren sind. Deren Adressen erhalten Sie bei der Deutschen Arbeitsgemeinschaft für psychosoziale Onkologie (dapo). Im Anhang finden Sie die Adressen wichtiger Hilfsorganisationen.

B. Reaktionen und Bedürfnisse in verschiedenen Altersstufen

1. Der Säugling und das Kleinkind – bis zum 2. Lebensjahr

Säuglinge und Kleinkinder bis zum Kindergartenalter reagieren in erster Linie auf die Atmosphäre, in der sie sich befinden. Ihre Bedürfnisse sind relativ einfach: Sie möchten geliebt und ernährt werden, brauchen Schlaf und Anregung – und das alles in einer möglichst sicheren und ruhigen Umgebung. Worte haben für sie weniger Bedeutung als die Art, wie sie ausgesprochen werden: Welche Gefühle transportiert der Sprecher?

Was sage ich dem Kind wie?

Für viele Eltern stellt sich gerade bei den ganz kleinen Kindern die Frage, ob man ihnen überhaupt Informationen geben soll und wenn ja, welche. Auf längere Sicht macht man es sich und den Kindern leichter, wenn man ihnen früh kurz sagt, was los ist. Natürlich wird man dem Kind keine großen Erklärungen geben. Es kann sie noch nicht aufnehmen. Kurze Aussagen in der Sprache, in der sonst auch mit ihm gesprochen wird, entspannen alle Beteiligten.

Laura ist fast zwei Jahre alt. Die Mutter ist ihre Hauptbezugsperson. Mit dem Vater spielte Laura bisher abends und am Wochenende. Nun liegt er im Krankenhaus: Gerade wurde Lungenkrebs festgestellt. Wahrscheinlich wird er in einer Fachklinik, die weiter entfernt ist, operiert werden müssen. Die Mutter

möchte den Vater dort regelmäßig besuchen. Ihre Tochter mitnehmen möchte sie aber vorerst nicht.
Laura und ihre Mutter sitzen nachmittags, wie oft, auf dem Sofa und spielen ein bißchen. Lauras Mutter hat ihre Sorgen und Ängste für den Moment beiseite geschoben. Sie spricht ruhig mit Laura: „Der Papa hat da Aua." Sie zeigt auf ihre eigene Brust. „Deshalb ist er im Krankenhaus. Der Doktor macht ihn hoffentlich bald gesund." Laura scheint sich nicht weiter zu interessieren. Die Mutter nutzt die Situation, um eine Veränderung, die Laura betreffen wird, anzukündigen: „Bald wird Tante Inge auf dich aufpassen. Aber abends ins Bett bringen werde ich dich."

Auch wenn Sie den Eindruck haben, das Kind habe nichts aufgenommen oder gar verstanden, können Sie doch davon ausgehen, daß Ihre Botschaft angekommen ist. Das ist eine gute Grundlage für spätere Erklärungen.

Fast alle Kinder möchten gern helfen. Besonders die Kleinsten möchten am liebsten direkt, in unmittelbarem Kontakt mit dem erkrankten Elternteil etwas tun. Ein Kind könnte z.B. den Vater fragen, was er essen möchte, oder der Mutter etwas zu trinken bringen. Diese kleinen Aufgaben helfen dem Kind unter Umständen mehr als den Erwachsenen. Gerade wenn man es für seine Hilfe lobt, fühlt es sich wichtig und in das Geschehen einbezogen. Nach Erledigung dieser Aufgabe braucht es dann Zeit zum Spielen. Seine Aufmerksamkeit ist rasch auf anderes gerichtet.

Der erkrankte Elternteil ist *nicht* die Hauptbezugsperson

Je stabiler die Umgebung ist, desto ausgeglichener wird das Kind sein. Wenn der Elternteil erkrankt, der für das Kind bisher weniger da war, wird sich für das Kind im Alltag relativ wenig ändern. Wichtig im Umgang mit den Kleinen ist eine gewisse innere Ruhe. Selbstverständlich wird die nicht immer gegeben sein. Vielleicht muß dann der gesunde Elternteil zuerst für die eigene Entspannung sorgen, ehe er sich dem Kind zuwendet. Z.B. kann eine Tasse Tee, ein Telefonat, ein Spaziergang selbst im Chaos ein wenig zur Beruhigung beitragen. Danach kann man dem Kind wieder mit etwas mehr Aufmerksamkeit begegnen.

Schwer auszuhalten für das Kind ist ein gefühlsmäßig abwesender Elternteil. Dann bekommt es eine doppelte Botschaft: Die Mutter ist da und doch nicht anwesend. Vielleicht können Sie sich gerade nicht auf das Kind konzentrieren, weil zu viele Sorgen und Gedanken in Ihrem Kopf schwirren. Dann ist es hilfreich, sich Unterstützung bei einem anderen Erwachsenen zu suchen: dem Partner, den Eltern, Freunden oder Therapeuten. Danach können Sie sich ganz bewußt mit dem Kind beschäftigen, spielen, kuscheln, es füttern. Alles andere tritt für diese Zeit in den Hintergrund. Machen Sie sich klar, daß Sie in diesem Augenblick besonders für Ihr Kind da sind.

Eine alltägliche Routine in kleinen Dingen hilft den Erwachsenen und den Kindern: das regelmäßige Essen, der Mittagsschlaf, die Rituale beim Ins-Bett-Gehen. Für alle signalisiert das: Das Leben geht weiter, es gibt neben der Erkrankung auch Normalität.

Für viele Eltern hat das Zusammensein mit ihren Kindern und die Konzentration auf deren Bedürfnisse sehr schöne Seiten. Es lenkt ab von den eigenen Kümmernissen. Auf diese Art kann die Sorge für die Kinder neben der Belastung auch eine Hilfe für die Eltern sein. Dient die Beschäftigung mit den Kindern allerdings zu sehr der Abwehr eigener Sorgen, wird das auf die Dauer wahrscheinlich keine wirkliche Hilfe für die Kinder sein.

Der erkrankte Elternteil *ist* die Hauptbezugsperson

Wenn der erkrankte Elternteil bisher die Hauptbezugsperson war, ist die Situation für das Kind schwieriger. Insbesondere die körperliche Trennung und die Veränderungen des Alltags werden es irritieren.

Damit es sich sicherer fühlt, sollte dem Kind soviel Zeit wie möglich eingeräumt werden, in der es mit dem erkrankten Elternteil zusammen sein kann. Je mehr Aktivitäten, die auch sonst den Alltag ausmachen, jetzt auf dem Programm stehen, desto besser. Wenn das Kind bisher also stolz die Plastikteile beim Abwasch abtrocknen durfte, sollte es das auch weiterhin tun. Wenn die Mutter momentan aber keine Kraft für den Abwasch hat, und eine Haushaltshilfe die Arbeit erledigt, kann das Kind der Mutter vielleicht seine Ergebnisse präsentieren – oder die Mutter schaut beim Abwasch und beim Abtrocknen zu. Wenn das Bauen mit Bauklötzchen eine gemeinsame Lieblingsbeschäftigung ist, kann das ja auch weiterhin so sein. Und wenn der Fußboden nicht der rechte Ort dafür ist, tut es ein Couchtisch mit einer dicken Wolldecke möglicherweise auch. Seien Sie kreativ! Die gemeinsame Zeit zum Spielen und Schmusen tut allen Beteiligten gut! Wenn die Kraft nicht reicht, um all das zu tun, was man tun möchte und muß, ist eine Zeitbegrenzung unter Umständen notwendig. Die verstehen auch kleine Kinder – auch wenn es ihnen (wie uns Erwachsenen) manchmal schwerfällt, sie zu akzeptieren.

Für den erkrankten Elternteil ist es oft sehr schmerzhaft, wenn das Kind sich vorerst auf den gesunden Elternteil oder andere Bezugspersonen konzentriert. Manche erleben das als Zurückweisung in einer Zeit, in der man doch besondere Zuwendung auch des Kindes braucht. Dieser Schmerz ist verständlich. Man sollte sich aber klar machen, daß das Kind einfach bemüht ist, sein inneres Gleichgewicht zu halten. Sein Verhalten ist sicher nicht abweisend gemeint. Die Beziehung reguliert sich in aller Regel, wenn nach Abschluß der Behandlung der Alltag wieder einkehrt. Bis dahin ist Geduld gefragt. Die einzige ernste Gefahr für eine dauerhaft gestörte Beziehung besteht darin, daß der Erwachsene kein Beziehungsangebot mehr macht, sondern sich – innerlich und/ oder äußerlich – zurückzieht. Deshalb ist in dieser Situation ein Balanceakt nötig: einerseits das Kind nicht zu drängen, andererseits immer wieder mal ein Angebot zum Spielen, Vorlesen, Kuscheln und Reden zu machen.

Fremde Bezugspersonen sind nötig

In manchen Fällen kann eine Familie die Versorgung des oder der Kinder nicht allein gewährleisten. Dann müssen Hilfen von außerhalb der Kernfamilie angenommen werden. Je stabiler nun diese Hilfe ist und je besser die Kinder sie schon kennen, desto günstiger. Wenn also Großeltern oder gute Freunde anbieten, die Betreuung der Kinder zu übernehmen, wäre Bescheidenheit fehl am Platze – zumindest solange man davon ausgehen kann, daß diese Person die Kinder gut betreut. Auf je weniger andere Personen sich die Kinder einstellen müssen, desto besser. Wenn also z.B. eine liebe Nachbarin während jeder Chemotherapie die Kinder aufnimmt, ist das günstiger, als wenn sie einmal bei diesen, dann bei jenen Großeltern und schließlich noch bei einer Tante sind. Auch eine regelmäßig kommende Familienhelferin, die die zuständige Sozialstation vermittelt, ist einer wechselnden Betreuung durch verschiedene Familienangehörige vorzuziehen. In vielen Fällen ist aber eine vollkommene Konstanz nicht zu gewährleisten. Auch dann gilt jedoch: je weniger Wechsel desto besser. Und wenn die Betreuerin zu den Kindern in die gewohnte Umgebung kommt, ist auch das besser, als wenn die Kinder zu ihr gehen müssen.

Manchmal ist es für Eltern schwer zu akzeptieren, daß die neue Person anders mit den Kindern umgeht als sie selbst. Für die Kinder ist es aber in der Regel kein Problem zu akzeptieren, daß die Eltern auf ihre Weise reagieren, die andere Person aber anders. Deshalb ist es günstig, wenn man die groben Richtlinien mit der betreuenden Person abspricht und ihr ansonsten freie Hand läßt. Selbstverständlich ist es Voraussetzung, daß man davon ausgehen kann, daß die Kinder in jedem Fall gut behandelt werden.

Entwicklungsrückschritte

Die seelischen Belastungen können zu Rückschritten in der Entwicklung führen. Z. B. können Kinder, die gerade zu sprechen begonnen haben, wieder in die Babysprache zurückfallen; oder ein Kind, das tagsüber bereits sauber war, näßt wieder ein. Diese Rückschritte sind in der Regel vorübergehend. Sobald der Alltag wieder ruhiger ist, der vermißte Elternteil wieder zur Verfügung steht, holt das Kind in seiner Entwicklung wieder auf. Ist das nicht der Fall, hält also die Entwicklungsverzögerung länger an, ist es sinnvoll, mit einem Kinderarzt oder Psychologen darüber zu sprechen. In manchen Fällen wird im Gespräch mit den Eltern deutlich, daß das Kind mit seinem Verhalten eine Sorge ausdrückt, die die Eltern beiseite schieben möchten.

Philip ist 18 Monate alt. Als er 7 Monate alt war, wurde bei seiner Mutter Brustkrebs festgestellt. Sie wurde operiert, bekam Chemotherapie und Bestrahlung. Seit etwa 4 Monaten ist die Behandlung abgeschlossen. Philip war bis zur Erkrankung seiner Mutter ein recht fröhliches, unproblematisches Kind. Auch die Zeit der Behandlung hat die Familie gut gemeistert. Aber seit dem Ende der Bestrahlung schreit Philip viel, ist kaum zu beruhigen, schläft nicht durch – seine Eltern sind entnervt, haben Schuldgefühle deswegen und verstehen ihn überhaupt nicht mehr: Jetzt ist doch alles vorbei; da sollte er doch keine Probleme mehr machen.
Im Gespräch zeigt sich dann, daß die Mutter große Ängste hat, die Erkrankung könnte wieder ausbrechen, und sie könnte daran sterben. Viele Menschen, die Krebs gehabt haben, teilen diese

Befürchtung. Philips Mutter aber gesteht sich diese Angst nicht zu. Sie erwartet von sich, daß sie jetzt ruhig und ausgeglichen sein sollte. Sie hat solche Schuldgefühle wegen ihrer Sorgen, daß sie mit niemandem darüber sprechen will – auch nicht mit ihrem Mann. Sie meint, dem habe sie ja im letzten halben Jahr genug zugemutet. Bei sich wie bei Philip meint sie, jetzt gebe es doch keinen Grund mehr zur Angst.
Nach und nach versteht sie, daß Philip mit seinem Verhalten ausdrückt: „Ihr tut so, als wäre alles in Ordnung – aber das stimmt gar nicht! Wir haben alle Angst!" Philips Mutter schließt sich einer Selbsthilfegruppe an, in der sie sich mit ihrer Krankheit regelmäßig auseinandersetzt, aber auch lernt, daß, selbst wenn die Krankheit wiederkäme, nicht alles zu Ende wäre. Auch mit ihrem Mann spricht sie ab und zu über die Belastungen. Dieses offenere Umgehen entlastet Philip sichtlich: Er wird ruhiger und schläft wieder regelmäßiger.

Kontakt ist über längere Zeit nicht möglich

Bisher war davon die Rede, wie die Beziehung gestaltet werden kann, wenn der Erwachsene regelmäßig mit dem Kind zusammen sein kann – und sei es im Krankenhaus. Was aber tun, wenn über längere Zeit kein Kontakt möglich ist? – Sei es, weil die Behandlung an einem weiter entfernten Ort stattfindet, sei es, weil es dem Erkrankten zu schlecht geht, oder auch weil er nicht mit einem so kleinen Kind in Kontakt kommen darf, weil die Infektionsgefahr für ihn zu groß wäre. In diesen Fällen ist Kreativität gefragt. Eine Möglichkeit ist der regelmäßige Kontakt über's Telefon. Auch wenn das Kind noch nicht spricht, kann man ihm am Telefon etwas erzählen, eine kleine Geschichte, die es mag, das Abendgebet, wenn es üblich ist. Wenn das Telefon über eine Lautsprecherfunktion verfügt, ist solch ein Gespräch noch leichter in den Alltag zu integrieren. Anfangs wird das Kind verunsichert sein, weil zu der Stimme keine Person zu sehen ist.

Mit der Zeit gewöhnt es sich aber daran. Eine andere Hilfe ist ein Kuscheltier oder eine Schmusepuppe, die das Kind von dem erkrankten Elternteil bekommt. Dieser „Ersatz“ kann in der Vorstellung des Kindes den Platz der vermißten Person einnehmen. Manchmal sprechen die Kinder sogar mit der Puppe wie mit dem Erkrankten.

„Ich bin schuld!“

Ein anderes Problem, das fast regelmäßig auftaucht, ist die Überzeugung des Kindes, die Abwesenheit des Elternteils irgendwie verursacht zu haben. Je kleiner das Kind, desto weniger Möglichkeiten hat es, diese Überzeugung auszudrücken. Und: Je kleiner das Kind, desto weniger rechnen die Eltern damit, daß das Kind es so empfinden könnte. Selbst sehr kleinen Kindern sollte man deshalb sagen, daß sie nichts mit der Krankheit zu tun haben. Auch hier gilt: Der Tonfall ist mindestens so wichtig wie der Inhalt des Gesagten. Überraschend viele Verhaltensauffälligkeiten legen sich, wenn diese Botschaft zum Kind durchgedrungen ist.

2. Das Kindergartenkind – vom 3. bis zum 6. Lebensjahr

Kinder im Kindergartenalter erweitern ihre Welt aus der unmittelbaren Umgebung der Familie heraus. Sie entdecken die Nachbarschaft und andere Kinder, mit denen sie nach und nach auch ohne ihre Eltern Kontakt aufnehmen. Die Familie ist quasi die Basis, von der aus sie in die Welt gehen. Diese Basis brauchen sie auch, um Zuspruch, Anerkennung und Sicherheit zu bekommen. Durch die Krebserkrankung eines

Elternteils wird die notwendige Sicherheit erschüttert, insbesondere dann, wenn die Hauptbezugsperson nicht mehr wie gewohnt zur Verfügung steht. Kinder in diesem Alter reagieren zwar hauptsächlich auf die zu Hause herrschende Atmosphäre und die Veränderungen, sie haben aber durchaus auch ein Verständnis von der Bedrohung, die hinter der Erkrankung steht. Dieses Verstehen gründet sich nicht auf klarem Wissen, sondern auf diffusen Empfindungen und Ahnungen. Die unklaren Vorstellungen füllen die Kinder mit ihren eigenen Ideen und Phantasien, die oft weit von der Realität der Erwachsenen entfernt sind.

Sammy ist 4 Jahre alt und lebt mit seiner Mutter zusammen. Die Eltern sind getrennt, und Sammy sieht seinen Vater ab und zu am Wochenende. Als seine Mutter an Brustkrebs erkrankt, muß sie zuerst operiert werden und sich anschließend mehreren Zyklen Chemotherapie unterziehen. Die Eltern vereinbaren, daß Sammy jetzt an jedem Wochenende zu seinem Vater geht, und daß während der Woche, wenn es Sammys Mutter nicht gut geht, eine Familienhelferin kommt. Diese Regelung funktioniert ganz gut. Allerdings fällt den Kindergärtnerinnen auf, daß Sammy viel „Monster" spielt. Manchmal ist er selbst das Monster, das andere angreift und frißt, manchmal versteckt er sich in panischer Angst vor ihm. Auch Alpträume, aus denen er laut weinend erwacht, häufen sich.

Das Gespräch beginnen

Gerade weil Kindergartenkinder nur vage Ideen davon haben, was die Krankheit eines Elternteils bedeutet, ist es unbedingt notwendig, ihnen dabei zu helfen, möglichst konkrete und realistische Vorstellungen zu entwickeln. Für Eltern ist es oft schwer, diesen doch noch kleinen Kindern all diese Wahrheiten zuzumuten. Aber wenn Sie es nicht tun, werden die Kinder die Lücken mit ihren eigenen Wahrheiten füllen. Und diese ängstigen fast immer mehr als die Realität der Eltern.

Je früher Sie sich ein Herz fassen und mit dem Kind sprechen, desto eher kann eine gewisse Klarheit herrschen. Der günstigste Zeitpunkt wird eine ruhige Phase sein, in der das Kind mit seiner Aufmerksamkeit bei Ihnen sein kann. Wenn es aus dem Kindergarten kommt, muß es sicher erstmal erzählen, was es erlebt hat. Und wenn gleich seine Lieblingssendung im Fernsehen kommt, werden seine Gedanken auch eher dort sein. Wichtig ist, daß nach dem Gespräch noch Zeit zum Spielen und Toben bleibt. Ein ernstes Gespräch wäre keine gute Geschichte zur Nacht. Hilfreich ist, wenn Sie sich vor dem Gespräch kindgerechtes Material zurecht legen, an dem Sie konkret zeigen können, wo die Krankheit ist und was dagegen getan wird.

Wahrheit

Spontan tendieren wir Erwachsenen oft dazu, Kindern im Kindergartenalter nicht viel an Verständnis zuzutrauen oder zuzumuten. Aber auch Kinder in diesem Alter sollten die Wahrheit erfahren. Sie müssen sich, wie alle andern, darauf einstellen können. Das heißt nicht, daß diese Kinder in Einzelheiten wissen müßten, was los ist und welche Chancen und Gefahren bestehen. Aber sie müssen in etwa informiert werden, was vermutlich in nächster Zeit passieren wird. Sie müssen nicht alles erfahren – aber alles, was sie erfahren, muß nach bestem Wissen stimmen.

Das Gespräch selbst

Da die Aufmerksamkeitsspanne eines Kindes in diesem Alter nur kurz ist – bei 3jährigen können 15 Minuten, bei 6jährigen 30 Minuten durchaus genug sein –, ist es gut, sich auf das Wichtigste zu beschränken. Alles andere kann später ergänzt werden. Auch für das Kind ist das Gespräch unter Umständen aufregend. Erlauben Sie ihm ruhig Abschweifungen und Themenwechsel. Sie werden merken, wann es zuläßt, daß Sie das Thema noch einmal aufgreifen, und wann es vom Thema Krankheit für heute genug hat.

Zur Erklärung kann man z.B. an einer Puppe oder in einem Kinderbuch über den menschlichen Körper zeigen, wo das Problem liegt und was ungefähr passieren wird. Um das Kind nicht zu ängstigen, sollten Sie es nicht als „Modell“ nehmen. Wenn der erkrankte Elternteil diese Erklärungen selbst abgeben kann, ist das natürlich um so besser. Es zeigt dem Kind, daß die Mutter oder der Vater Kontrolle über die Situation hat – zumindest in gewissem Ausmaß. Benutzen Sie ruhig die Kindersprache, mit der Sie auch sonst eine Krankheit oder Schmerzen bezeichnen. Das Kind soll ja selbst eine realistische Vorstellung davon bekommen, was los ist.

Das Kind sollte in diesem ersten Gespräch erfahren:

- Vater oder Mutter ist ernsthaft krank.
- Die Krankheit heißt Krebs.
- Die Ärzte helfen Vater oder Mutter jetzt, indem sie dies oder das tun.
- Für das Kind wird es momentan diese und jene Veränderungen geben.

Fatal wäre es, falsche Hoffnungen im Kind zu wecken. Deshalb wird man bei der Einschätzung, wie weit die Behandlung hilft, Abstufungen vornehmen müssen. Je nachdem, wie man selbst die Situation einschätzt, wird man dem Kind sagen: „Ich glaube / bin sicher / hoffe, daß es damit wieder besser geht“, oder: „daß ich damit wieder gesund werde“. Als Erwachsene können wir uns oft kaum vorstellen, daß diese kleinen Unterschiede beim Kind ankommen. Dessen Antennen sind aber so fein, daß es diese Unterschiede und die dahinter liegenden Gefühle sicher hört – auch wenn es sie nicht genau versteht.

Sammys Mutter kommt nach der Operation wieder nach Hause. Von den täglichen Telefonaten abgesehen hat Sammy sie einmal mit der Familienhelferin im Krankenhaus besucht. Da hat die Mutter ihm gesagt, daß sie Schmerzen an der Brust hatte und deshalb hier sein muß, daß sie aber bald wieder nach Hause kommt. Jetzt geht es ihr wieder relativ gut. In einiger Zeit wird sie zur ersten Chemotherapie zwei Tage ins Krankenhaus müssen. Nachmittags spielt sie ein bißchen mit Sammy. Nach einer Weile nimmt sie ihn in den Arm und erklärt ihm: „Du weißt ja, daß ich da Schmerzen hatte. Die Krankheit heißt Brustkrebs. Da war ein Knubbel in meiner Brust, der da nicht hingehörte. Den haben die Ärzte im Krankenhaus weggeschnitten. Und jetzt muß ich ab und zu noch Medizin bekommen, damit ich wieder gesund werde. Aber die Medizin ist ganz komisch: Die macht ein bißchen müde, und die Haare fallen aus. Wenn ich dann so müde bin, wird die Christiane kommen, die uns jetzt ja auch hilft." Sammy kann sich das alles kaum vorstellen. Er weiß nicht so recht: „Bist du denn jetzt wieder gesund oder nicht?" Seine Mutter schränkt ein: „Naja, da wo die Ärzte den Knubbel und einen Teil von meiner Brust weggeschnitten haben, tut es noch weh. Da muß ich auch aufpassen, wenn wir zusammen spielen. Und meinen Arm kann ich noch nicht so richtig wieder bewegen. Aber das wird wieder. Wenn ich all die Medizin bekommen habe, werde ich schon gesund sein. Und die Haare wachsen dann auch wieder."

Wieviel sagen?

Da die Kinder in diesem Alter nicht lange zuhören können, werden Sie ihnen nur jeweils kleine Brocken Information geben können. Wenn die wichtigsten Dinge gesagt sind, können Sie auch erstmal auf Fragen der Kinder warten. Kinder spüren meist sehr genau, welche Fragen den Eltern unangenehm sind oder weh tun. Oft werden diese Fragen dann nicht gestellt. Wenn Sie auf kleine Bemerkungen des Kindes achten, werden Sie diese Fragen aber vielleicht erahnen. Dem Kind wird es helfen, wenn Sie die Frage stellvertretend formulieren.

Sammys Mutter erhält inzwischen ihre Chemotherapien. Am ersten Tag danach fühlt sie sich immer ziemlich schlapp. Dann kommt die Familienhelferin. Ansonsten geht es der Mutter aber relativ gut. Nach ein paar Wochen gehen die Haare aus. Sie hat sich davor gefürchtet: Der Verlust der Haare ist solch ein sichtbares und greifbares Zeichen, daß es ernst ist. Außerdem ist ihr bang vor Sammys Reaktion darauf.
Sammy spürt, daß seine Mutter Angst hat. Er sieht, daß die Haare von Tag zu Tag dünner werden. Er traut sich aber nicht, sie zu fragen. Seine Mutter sieht seine vorsichtigen Blicke und meint schließlich: „Das ist komisch, nicht, wie die Haare ausgehen?". Sammy wagt jetzt zu fragen: „Tut das weh?" Aber da kann die Mutter ihn beruhigen.

Unbedingt erfahren müssen die Kinder Veränderungen, die sie selbst betreffen. Es kann sein, daß die Betreuung anders organisiert werden muß, daß andere Personen vorübergehend oder längerfristig kommen, um zu helfen, manchmal sind es aber auch kleine Veränderungen, wie z.B. daß die Mutter durch die Chemotherapie jetzt ein, zwei Tage ziemlich müde sein wird und deshalb das Spiel nicht so wild sein kann. Manchmal sind Veränderungen auch dauerhaft. Dann muß das Kind das wissen, um sich darauf einstellen zu können und keine falschen Hoffnungen zu haben.

Bei Herrn B. ist ein Krebs festgestellt worden, der die Wirbelsäule angegriffen hat. Ein Wirbel ist eingebrochen, und Herr B. muß im Rollstuhl sitzen. Seine 5jährige Tochter Inga fragt ihn, wann er denn wieder mit ihr Verstecken spielen kann. Darauf muß Herr B. ihr sagen, daß er ab jetzt immer Rollstuhl fahren muß. Er nimmt ein Bilderbuch über den menschlichen Körper und zeigt Inga anhand der Bilder, was bei ihm kaputt gegangen ist. Inga ist sehr erschrocken und traurig. Dem Vater laufen die Tränen über die Wangen. Da traut sich auch Inga zu weinen. Die beiden nehmen sich in die Arme und trauern gemeinsam um die Spiele, die sie nicht mehr spielen können. Nach einer Weile versiegen die Tränen und der Vater meint: „Na gut, ich kann mich nicht mehr so gut verstecken. Aber suchen kann ich dich! Und bei Memory schlägst du mich sowieso." Da muß auch Inga trotz der Tränen ein bißchen lachen.

Das Kind bricht das Gespräch ab

Wenn die seelische oder geistige Aufmerksamkeit des Kindes erschöpft ist, wird es das Gespräch abbrechen. Das passiert fast immer ganz einfach: Es wechselt das Thema oder geht weg. Dieses Verhalten ist ein gesunder Schutzmechanismus der kindlichen Seele. Lassen Sie den Themenwechsel ruhig zu, machen Sie ihn vielleicht sogar mit. Er erlaubt Ihnen allen, auch noch anderes miteinander zu teilen als die schweren Dinge.

Ab und zu werden Sie das Gefühl haben, das Kind weicht etwas Wichtigem aus. Es spürt vielleicht, daß Sie gleich etwas Unangenehmes sagen wollen, und bricht das Gespräch vorher ab. Oder es macht den Eindruck, als habe es etwas auf der Seele, was es einerseits nicht auszusprechen wagt, was sich andererseits aber nicht verschweigen läßt, so daß Abbruch die einzige Lösung zu sein scheint. Dann können Sie das ansprechen: „Machst du dir Sorgen?", „Hast du Angst, mir weh zu tun?" und Ihr Kind ermutigen, es doch zu sagen. Manchmal wird es fruchten, manchmal nicht. Auch wenn Sie das Kind nicht zum Gespräch drängen, sollten Sie diese Seite im Auge behalten.

Wir Erwachsenen können vielleicht sogar etwas von den Kindern lernen: Wie oft reicht uns ein Thema, aber aus lauter Höflichkeit brechen wir es nicht ab, sondern reden weiter. Und lassen es uns schlecht gehen damit. Wären die eleganten Themenwechsel der Kinder nicht etwas, was wir gelegentlich übernehmen könnten?

Das Kind will nicht sprechen

Einige Kinder verweigern Gespräche, haben aber offensichtlich Probleme. Sie sind z.B. sehr aggressiv, verweigern das Essen oder fallen in ihrer Entwicklung deutlich und über einen längeren Zeitraum zurück. In diesen Fällen wäre zunächst zu fragen: Was weiß das Kind? Und was befürchtet es? Oft ist mit Kindern, die so reagieren, bisher nicht oder nicht klar gesprochen worden. Sie wissen vielleicht, daß der Vater krank ist, aber offiziell wissen sie nicht, wie sehr. Sie spüren aber die Angst und Sorge der Erwachsenen und auch, daß sie von etwas fern gehalten werden sollen. Diese Spannung äußert sich dann in anderer Form.

Eine Möglichkeit, mehr über die innere Situation des Kindes zu erfahren, ist, ihm beim freien Spielen und Malen zuzuschauen. Je unbeobachteter es sich fühlt, desto mehr werden Sie sehen können. Wie geht es mit seinen Puppen um? Was malt es? Kommen unheimliche, unkontrollierbare, aggressive Dinge oder Wesen darin vor? Das könnte ein Ausgangspunkt sein, mit dem Kind ins Gespräch zu kommen. Vielleicht können Sie auch spielerisch mit ihm Kontakt aufnehmen. Das Malen oder Spielen kann auch von den Eltern initiiert werden. Sie könnten eine Puppe oder ein Kuscheltier nehmen und mit ihm die Kindrolle übernehmen. Das Kind kann mit einer anderen Puppe Vater oder Mutter spielen. Lassen Sie sich von Ihrem Kind genaue Regieanweisungen geben, was Sie als Kind tun, sagen, denken oder fühlen sollen. Sie werden wahrscheinlich überrascht sein von der

Information, die Sie auf diesem Wege erhalten. Eine andere Möglichkeit ist, Bilder zu bestimmten Themen „in Auftrag“ zu geben. Ergiebig können Themen sein wie „Für Mami“, „Unsere Familie“, „Meine drei größten Wünsche“. Wenn Ihr Kind jetzt ein Fahrrad, eine neue Puppe und ein riiiiesiges Eis malt, brauchen Sie sich sicher keine Sorgen machen.

Wenig Erfolg werden Sie mit solchen Bemühungen allerdings haben, wenn das Kind gerade gar keine Lust zum Malen oder Spielen hat. Warten Sie dann lieber, bis mal wieder die Frage kommt: „Spielst du was mit mir?“

Fragen, die viele Kindergartenkinder nicht zu stellen wagen

Auch Kindergartenkinder haben Fragen, die in diesem Alter schwer zu formulieren und noch schwerer auszusprechen sind. Meist spürt das Kind diese Fragen mehr, als daß es sie in Worte fassen kann.

- ❑ Bin ich schuld?
- ❑ Ist Krebs ansteckend? Bekomme ich auch Krebs?
- ❑ Wer paßt auf mich auf, wer bringt mich ins Bett, wer tut mit mir das, was der kranke Elternteil bisher getan hat?

Wenn es irgendeinen Anhaltspunkt für die Eltern gibt, daß sich das Kind mit diesen Fragen herumschlägt, können die Erwachsenen sie probeweise für das Kind stellen. An der Reaktion merkt man meist sofort, ob man ins Schwarze getroffen hat oder ob dem Kind diese Frage nichts bedeutet. Wenn es sich die Frage tatsächlich stellt, braucht es eine sofortige und klare Antwort. Manchmal braucht das Kind diese Bestätigung mehrfach. Dann muß man diese Antwort auch öfter geben.

Mögliche Antworten auf die Fragen sind z.B.:

- ❑ Nein, du bist ganz sicher nicht schuld. Ich weiß nicht, wo es herkommt, aber ganz sicher nicht von dem, was du tust oder nicht tust.
- ❑ Nein, Krebs ist nicht ansteckend. Nur ich habe Krebs.
- ❑ Auf die Frage, wer jetzt für das Kind sorgt, sind detaillierte Antworten nötig.

Eigentlich ist der 4jährige Niko ein Kind, das Kuscheln sehr genießt. Seit sein Vater an Lymphdrüsenkrebs erkrankt ist, scheint er ihn zu meiden. Zwar tut er alles, was er kann, um zu helfen, aber dem nahen Kontakt weicht er aus. Eines Tages ahnt sein Vater, was los sein könnte, und fragt Niko einfach: „Niko, sag mal, hast du eigentlich Angst, mit mir zu kuscheln?" Niko windet sich, er fühlt sich wohl ertappt. Der Vater ergänzt seine Vermutung: „Du kannst dich nicht anstecken. Ich habe Krebs und du nicht. Sieh mal, die Mama kuschelt doch auch mit mir. Du darfst das auch gerne – und brauchst keine Angst haben." Niko kommt zwar nicht sofort, aber kurze Zeit später macht er vorsichtige Annäherungsversuche und wird wieder zutraulicher im Kontakt mit dem Vater.

Besuch im Krankenhaus

Wenn es irgendwie geht, sollte das Kind den kranken Elternteil regelmäßig in der Klinik besuchen. Es spürt, wenn die Erwachsenen große Bedenken haben, es mitzunehmen. Dann wird es phantasieren, welche Schrecklichkeiten es im Krankenhaus erwarten, und schon von sich aus den Besuch ablehnen. Es wird um so leichter mitgehen, je selbstverständlicher das ist.

Manchmal hat ein Kind den kranken Elternteil längere Zeit nicht gesehen. Dann kann es günstig sein, es darauf vorzubereiten, was es sehen wird: Infusionen, Veränderungen durch Operationen, einen Vater, der liegen muß und jetzt nicht aufstehen kann, etc. Man kann diese Erklärungen koppeln mit

Hinweisen auf das, was trotzdem geht: gemeinsam malen, eine Geschichte vorlesen, mit Playmobil spielen. Das vermittelt dem Kind neben den Veränderungen auch die Normalität.

Ins Krankenhaus sollten unbedingt ausreichend Spiele, Bilderbücher und Malsachen mitgenommen werden. Sonst besteht die Gefahr, daß dem Kind schon nach zehn Minuten langweilig ist und es nach Hause will. Kinder in diesem Alter gewöhnen sich rasch an die Krankenhausumgebung. Wenn sie beschäftigt sind, werden sie sich dort wie in allen anderen fremden Umgebungen verhalten. Oft gilt: Je jünger das Kind, desto unproblematischer der Krankenhausbesuch.

Die Erfahrungen, die das Kind im Krankenhaus macht, sind sicherlich fremd und neu. Es muß sie verarbeiten. Das wird es wahrscheinlich im Spiel tun. Kinder sind da sehr kreativ: Sie lassen sich eine Spritze und Mundschutz von den Pflegekräften mitgeben (welch eine Eroberung!), funktionieren Wollfäden zu Infusions- und Sauerstoffschläuchen um und spielen ihre Beobachtungen oft erstaunlich präzise nach. Das hilft ihnen zu begreifen, was mit Mutter oder Vater geschieht.

Wenn der oder die Erkrankte nach dem Krankenhausaufenthalt nach Hause kommt, erwarten die meisten Kinder, daß jetzt alles wieder so ist wie früher. Häufig dauern die Einschränkungen aber noch einige Zeit an, manche werden gar nicht wieder verschwinden. Für den heimkehrenden Elternteil kann die Enttäuschung der Kinder eine zusätzliche Belastung sein. Deshalb hilft es allen, wenn die Kinder darauf vorbereitet sind, wie es Mutter oder Vater gehen wird, wenn sie nach Hause kommen, und wie lange diese Veränderungen voraussichtlich andauern werden.

Phantasien der Kinder

Gerade ein Kind im Kindergartenalter lebt in phantasievoll ausgeschmückten Welten. Es ahnt, daß es viele Erklärungen gibt, die die Großen wissen, aber es selbst nicht. Um diesen Mangel auszugleichen, um auch groß zu sein, legt es sich seine eigenen Erklärungen zurecht, die es selbst als wahr und real erlebt. Es erklärt sich selbst seine Welt – oft in sehr konkreten Bildern. Uns Erwachsenen erscheinen diese Überzeugungen vielleicht abstrus. Hilfreich werden wir für ein Kind dann sein, wenn wir seine Weltsicht zwar anerkennen als seinen Versuch, das Chaos zu ordnen, gleichzeitig unsere erwachsene Sicht dagegensetzen.

Der 4jährige Sammy, dessen Mutter an Brustkrebs erkrankt ist, spielt seitdem besonders häufig „Monster" und hat Alpträume. Als er in seinem Zimmer mal wieder wilde Töne von sich gibt und alles „frißt", geht die Mutter zu ihm und fragt, ob sie mitspielen darf. Statt einer Antwort springt Sammy an ihr hoch: „Ich freß dich auf!" Die Mutter spielt eine Zeitlang mit. Dann sagt sie zu Sammy: „Los, wir fangen das Monster, und dann sorgen wir dafür, daß es niemandem mehr etwas tun kann!" Sammy kommt sofort aus der Monsterrolle heraus: „Aber das Monster kann man nicht fangen!" Die Mutter gibt nicht so schnell auf: „Wie heißt es denn?" Sammys Antwort kommt wie aus der Pistole geschossen: „Krebs!"
Jetzt verläßt die Mutter das Spiel und nimmt Sammy auf den Schoß: „Hast du Angst, daß der Krebs mich frißt?" Sammy nickt. „Weißt du, die Krankheit Krebs heißt zwar wie das Tier, aber es ist kein Tier und kein Monster in mir drin. Es ist ein Knubbel, der in meiner Brust gewachsen ist und den die Ärzte raus geschnitten haben. Du brauchst keine Angst haben, daß der Krebs ein Monster ist, das dich oder jemand anderen überfällt."

Zu einem anderen Zeitpunkt hätte die Mutter möglicherweise die auch in dem Spiel enthaltene Angst thematisiert, daß der Krebs die Mutter auffrißt, also tötet. Zunächst aber erscheint es ihr dringlicher, das Monster zu bannen. Und zu viele Themen auf einmal würden sie beide überfordern.

Aggressive und abweisende Reaktionen

Seitdem beim Vater der 5jährigen Lisa Lungenkrebs festgestellt wurde, ist sie kaum noch zu bändigen: Sie zerstört Spielsachen und Dinge ihrer Eltern und der beiden älteren Geschwister, sie schlägt um sich und ist nicht ansprechbar. Nur von den Müttern ihrer Kindergartenfreunde wird sie als aufmerksames, liebes Mädchen gelobt. Versuche der Eltern, mit ihr zu sprechen um herauszufinden, was los ist, schlagen fehl.
Die Eltern haben ihren Kindern gesagt, daß der Vater Lungenkrebs hat und daß er operiert und bestrahlt werden sowie sich einer Chemotherapie unterziehen muß. Die beiden älteren Kinder haben später gefragt, ob er wieder gesund werden wird. Die Eltern haben ihnen wahrheitsgemäß erklärt, daß die Krankheit so ist, daß sie das nicht sicher wissen, aber daß sie es schon sehr hoffen. Bei diesem Gespräch war Lisa nicht dabei. Die älteren Familienmitglieder kamen überein, es Lisa nicht zu sagen, weil sie doch erst fünf ist. Lisa spürt, daß etwas vor sich geht, von dem sie ausgeschlossen ist. Gleichzeitig ahnt sie, daß es etwas Schlimmes ist. Sie ist sich nicht sicher, ob sie es wirklich wissen will. Diese Spannung lebt sie aus.
Besser wird es erst, als es dem Vater schlechter geht und die Eltern beschließen, mit allen drei Kindern zu sprechen, was das für sie alle an Konsequenzen mit sich bringen wird: wie die Aufgaben verteilt werden, welche Hilfe von außerhalb organisiert werden muß, aber auch, welche Befürchtungen die Kinder haben. Auch die Möglichkeit, daß der Vater sterben könnte, wird thematisiert. Alle sind sehr traurig und gleichzeitig merkwürdig erleichtert, daß das Thema, vor dem alle Angst haben, auf dem Tisch ist. Eigentlich haben alle befürchtet, daß es mit Lisa jetzt noch schlimmer wird. Aber im Gegenteil: Abgesehen von einigen Wutausbrüchen, die alle in dieser angespannten Zeit gelegentlich haben, und der Traurigkeit, die die Familie miteinander teilt, ist Lisa wesentlich zugänglicher geworden.

Bei aggressivem oder abweisendem Verhalten lohnt es sich meist zu fragen: Was weiß das Kind, was weiß es nicht, und was befürchtet es? Häufig werden die Eltern eine relativ große Kluft zwischen dem, was das Kind „offiziell" weiß, und dem, wie die Eltern die Situation einschätzen, erkennen müssen. Manchmal weiß das Kind „offiziell" gar nicht, daß es eine Krebserkrankung ist. Oder es weiß nicht, wie schlimm sie ist. Oder es spürt, daß die Eltern Ängste haben, die sie sich oder den anderen nicht eingestehen. All dies erlebt das Kind als Getrenntheit von den Eltern. Es gehört nicht richtig dazu – und fühlt sich deshalb nicht sicher.

Ein anderer Grund für aggressives Verhalten ist manchmal auch, daß das Kind das Gefühl hat, es gibt nichts mehr außer der Krankheit. Auf allem scheint eine dunkle Wolke zu lasten. Spaß ist verboten. Dann ist die Aggression gegen alles, was mit der Erkrankung zusammenhängt, der Versuch, etwas anderes als gedrückte Trauer zu provozieren – und sei es Ärger. In diesen Fällen kann das Verhalten des Kindes Anlaß sein, bewußt auch der Freude und dem Spaß wieder die Tür zu öffnen – und sei es nur für kurze Zeiträume.

Außerdem können die Erwachsenen anerkennen, daß das Kind tatsächlich Grund hat, wütend zu sein. Es muß auf einiges verzichten und Gefühle ertragen, die wirklich schwer zu ertragen sind.

Überfürsorgliches und anhängliches Verhalten des Kindes

Manche Kinder weichen nicht von der Seite des erkrankten Elternteils. Jeder Arztbesuch ohne das Kind wird zum Drama. Der Besuch des Kindergartens wird verweigert. Eine geschlossene Tür zwischen Mutter oder Vater und dem Kind duldet es nicht. Gelegentlich geht diese Anhänglichkeit mit großer Fürsorge einher. Ständig möchte das Kind helfen, etwas tun und bringen. Wahrscheinlich hat dieses Kind das Gefühl, durch sein braves, aufmerksames Verhalten die

Krankheit beeinflussen zu können. Die Kehrseite ist, daß es Angst haben wird, an der Krankheit oder einer Verschlechterung schuld zu sein, wenn oder weil es nicht brav ist. Außerdem steckt oft magisches Denken dahinter: Solange ich bei Mutter oder Vater bin, kann ich aufpassen, daß nichts passiert. Für die Erwachsenen ist dieses Verhalten des Kindes einerseits natürlich recht angenehm: Sie haben ein braves Kind, das alle Aufgaben bereitwillig erledigt. Andererseits kann ihnen die Anhänglichkeit auf die Nerven gehen: Nicht mal ins Bad kann man in Ruhe gehen ...

Um dem Kind zu helfen, wieder seinen eigenen Alltag zu haben und Abstand von den Erwachsenen zu gewinnen, braucht es die Entlassung aus der vermeintlichen Verantwortung. Seine Bemühungen können anerkannt werden, aber es ist nicht verantwortlich für das Befinden der Eltern.

Dem an Lymphdrüsenkrebs erkrankten Vater fällt auf, daß der 4jährige Niko ihn kaum noch allein läßt. Ständig ist Niko um ihn herum, findet kleine Dinge, die er für den Vater erledigt, bittet ihn um Geschichten, besteht darauf, ihn ins Krankenhaus zu begleiten. Wenn ihm kein Grund mehr einfällt, beim Vater zu bleiben, nimmt er sich ein Malbuch und setzt sich in eine Ecke. Zuerst freut sich der Vater, daß Niko nach Anfangsproblemen wieder soviel Nähe sucht, aber dann ist es ihm doch unheimlich. Nach einiger Zeit fragt er Niko: „Sag mal Niko, du warst schon so lange nicht mehr bei Philip. Willst du nicht mal wieder mit ihm spielen?" Niko schüttelt den Kopf. „Vermißt du ihn denn nicht?" Heftiges Kopfschütteln. „Weißt du, ich finde es ganz lieb von dir, daß du so viel für mich da bist. Aber manchmal sollst du auch deine Freunde treffen. In der Zeit passe ich gut auf mich selbst auf. Ich verspreche dir: Du erfährst es sofort, wenn irgendwas passiert. Aber ich bin sicher: Es wird nichts passieren. Komm, laß uns doch mal zusammen zu Philip gehen!" Über diese „Brücke" kann Niko zu seinem Freund gehen. Er braucht dazu aber auch immer wieder die Ermutigung der Eltern.

Das unauffällige Kind

Meist werden Eltern unmittelbar merken, wenn ihr Kind Probleme hat. Gerade im Kindergartenalter werden Gefühle oft recht direkt ausgedrückt: Das Kind weint, schreit, zieht sich zurück, hat Bauchschmerzen, ohne daß es körperliche Gründe dafür gibt.

Wenn ein Kind unauffällig ist, trauen manche Eltern dem Frieden nicht recht: Ist für das Kind jetzt wirklich soweit alles in Ordnung oder hat es im Stillen doch Probleme? Eine Möglichkeit, hier mehr Klarheit zu gewinnen, ist es, bei Spielen zuzuschauen und zuzuhören. Wenn z. B. mit Puppen Doktorspiele gespielt werden, bekommt man relativ rasch einen Eindruck, ob das Kind verstanden hat, was ihm erklärt wurde, und wie es die Information verarbeitet. Im Spiel können auch Ängste ausgesprochen werden, die ansonsten nicht deutlich werden.

Die Mutter der 3jährigen Sarah hat Brustkrebs. Sie ist operiert worden und unterzieht sich nun einer Serie von Bestrahlungen. Sarah scheint gut mit den Veränderungen zurechtzukommen. An ihrem Alltag hat sich, seit die Mutter aus dem Krankenhaus zurück ist, wenig geändert, zumal die Bestrahlungen stattfinden, wenn Sarah im Kindergarten ist. Die Mutter beobachtet nun, wie Sarah ihre Lieblingspuppe schlägt und sagt: „Du bist eine böse Puppe. Jetzt habe ich Krebs!" Die Mutter ist alarmiert. Nachdem Sarah ihr Spiel beendet hat, spricht sie mit ihr. Sie nimmt sie in den Arm und sagt Sarah deutlich, daß sie zwar Krebs hat, aber daß Sarah gar nichts dafür kann – und auch sonst niemand.

Wenn Sie selbst das Gefühl haben, daß etwas nicht in Ordnung ist, sich aber nicht sicher sind, können vielleicht Klinikpsychologen, der Kinderarzt oder Erzieherinnen im Kindergarten weiterhelfen.

Alltagsgestaltung

Je kleiner das Kind, desto wichtiger ist Alltagsroutine für sein Sicherheitsgefühl. Je normaler der übliche Tagesablauf also fortgeführt werden kann, desto unproblematischer wird das Kind zurechtkommen. Das ist in manchen Fällen schwer zu realisieren. Schwierig wird es zum Beispiel, wenn ein Elternteil im Krankenhaus liegt und regelmäßiger Besuch nötig ist, gleichzeitig der gesunde Elternteil seine Berufstätigkeit nicht aussetzen und die weitere Familie nicht helfen kann. Auch in diesen Fällen sollte versucht werden, so viel normalen Alltag wie möglich aufrechtzuerhalten. Dazu gehören z.B. der regelmäßige Besuch von Kindergarten und Turnstunde, die jahreszeitlichen Feste und die Vorbereitung darauf, Besuche bei und von Freunden.

Kompromisse sind oft unausweichlich: Der bisherige Vormittagskindergarten wird in den Nachmittag ausgedehnt oder eine andere Kindergartenmutter nimmt das Kind über Mittag mit zu sich und dann in die Turnstunde. Ein Kompromiß ist auch nötig zwischen den Bedürfnissen des Kindes und denen der Eltern. Eine Mutter, die sich zerreißt, um den Kindern, dem kranken Mann und ihrem Chef gerecht zu werden, tut schließlich weder sich noch der Familie einen Gefallen. Sie wird sich Zeiten einräumen müssen, in denen sie sich erholt und unternimmt, wozu sie gerade Lust hat. Sonst droht sie auf Dauer auszufallen.

Auch ein abwesender Elternteil kann in den Alltag einbezogen werden. So kann das Kind z.B. regelmäßig telefonieren. Wenn es dem abwesenden Elternteil entsprechend geht, kann er oder sie eine Geschichte vorlesen, sich erzählen lassen, wie es im Kindergarten war, und wie gewohnt „Gute Nacht“ sagen. Wenn das Kind die Telefonnummer selbst wählen kann, kann es sogar den Kontakt von sich aus aufnehmen.

Aufgaben

Aktiv zum Alltag beizutragen, hilft auch kleinen Kindern, sich wichtig und als Teil der Familie zu fühlen. Und je mehr Erfolg sie dabei sehen, desto lieber werden sie es tun. Oft werden diese kleinen Aufgaben dem Kind mehr helfen als dem Erwachsenen. Trotzdem hat es Lob für seine Mühe verdient.

Wenn der erkrankte Elternteil zu Hause ist und Hilfe braucht, ist es für das Kind günstig, wenn seine Hilfe möglichst unmittelbar dem Kranken zugute kommt: es kann ihm oder ihr etwas bringen, Kissen aufschütteln, fragen, ob etwas gebraucht wird, und das erledigen. Diese direkte Hilfe zeigt dem Kind, daß es auch für Vater oder Mutter wichtig ist. Auch bei kleinen Hausarbeiten wird es vielleicht helfen.

Zeit miteinander

Gerade in der angespannten Zeit der Diagnostik und Behandlung kann es für die Erwachsenen schwer sein, noch Zeit für das Kind zu haben. So viele dringende Aufgaben und Entscheidungen warten auf Erledigung! Trotzdem tut es allen – Eltern wie Kindern – gut, wenn sie auch Zeit miteinander verbringen, in der die Erkrankung und die damit verbundenen Konsequenzen keine Rolle spielen. Das kann eine regelmäßige Stunde sein, die nur diesem Kind gehört. Es sollte aber auch Raum für spontane Aktivitäten sein. Möglicherweise muß dafür etwas anderes warten. Aber gab es da nicht die Freundin, die angeboten hatte zu helfen? Könnte die jetzt nicht gefragt werden, ob sie diese Hausarbeit oder jene Erledigung übernimmt, damit Sie mit Ihrem Kind nach draußen können?

3. Das Schulkind – vom 7. bis zum 12. Lebensjahr

Kinder in diesem Alter sind sehr neugierig und schon recht verständig. Sie experimentieren mit allem Möglichen, interessieren sich für Dinge, die den Erwachsenen manchmal abseitig und unwichtig erscheinen. Die Namen und Lebensgewohnheiten aller bekannten Dinosaurier zu kennen, ist fast selbstverständlich. Oder alle Vereine der Fußballbundesliga mit den aktuellen Spielern und Ergebnissen. Oder sie bauen komplizierte Maschinen, die sicher bald fliegen können.

Das Kind erobert sich seine größer werdende Welt. Es versteht, daß es fremde Länder, Menschen mit anderen Lebensgewohnheiten und Dinge gibt, die so ganz anders sind als die bisher gewohnten. Die meisten Erfahrungen, die das Kind macht, erweitern sein Wissen und seinen Horizont, ohne daß sie mit besonderer Aufregung verbunden wären. Wenn ein Elternteil aber ernsthaft erkrankt, wird die Sicherheit des Kindes erschüttert. Eine gute Möglichkeit, dem Kind wieder Stabilität zu geben, ist, die Krankheit als Lernmöglichkeit zu nutzen. Das Kind kann z.B. über körperliche Zusammenhänge, Krankheiten und Behandlungen etwas erfahren. Sich damit zu beschäftigen, heißt für das Kind: Die Krankheit ist verstehbar und damit handhabbar; sie ist kein Monster, das an unvorhersehbaren Stellen auftaucht. Diese Haltung und Herangehensweise bedeutet nicht, daß keine Ängste da wären – aber sie werden nicht als völlig überwältigend erlebt.

Herrn H. wurde nach vielen Untersuchungen mitgeteilt, daß er unter einem hochmalignen Non-Hodgkin-Lymphom, einer bestimmten Art von Lymphdrüsenkrebs, leidet. Bei ihm wird zunächst eine länger dauernde Chemotherapie durchgeführt werden, die mehrere Krankenhausaufenthalte erfordert. Anschließend muß er wahrscheinlich bestrahlt werden. Herr und Frau H. haben zwei Kinder: Timo ist 10 Jahre alt, ein zurückgezogener, hilfsbereiter Junge. Lena, 8 Jahre alt, interessiert sich für viele Dinge, ist lebhaft und hat viele Freunde. Zu Hause ist es manchmal schwierig mit ihr, weil sie ihren eigenen Kopf hat. Die Eltern sind schockiert von der Diagnose. Gleichzeitig müssen sie entscheiden, was sie den Kindern wie und wann sagen.

Das Gespräch beginnen

Im ersten Moment sind die Eltern häufig selbst so durcheinander, daß sie sich gar nicht vorstellen können, mit den Kindern zu sprechen. Grundschulkinder spüren meist die angespannte Atmosphäre, aber auch die Abwehr der Eltern, ihnen den Grund dafür zu sagen. Vielleicht entlädt sich die Anspannung der Erwachsenen auch an eigentlich unwichtigen Stellen, z.B. durch Schimpfen, wenn das Kind laut ist. Das Kind wird dann verwirrt sein, nicht wissen, was es angestellt hat. Wahrscheinlich fühlt es sich ungerecht behandelt und wird trotzig. Manche Kinder reagieren auch mit Schuldgefühlen. Diese Kinder ziehen sich innerlich zurück und sind dann schwer zu erreichen. Auch die Eltern empfinden oft Schuldgefühle, wenn sie merken, daß sie übermäßig reagiert haben. Eine Entschuldigung kann die gereizte Atmosphäre entspannen.

Wenn Ihr Kind fragt, was los ist, können Sie die Gelegenheit nutzen und je nach Reife des Kindes z.B. sagen: „Weißt du, der Papa ist ziemlich krank. Deshalb muß er jetzt öfter ins Krankenhaus. Seit der Papa und ich das erfahren haben, sind wir beide ziemlich durcheinander. Wundere dich nicht darüber."

Die meisten Kinder werden, wenn sie nur die Spannung spüren, nicht nach der Ursache fragen, sondern ausweichen oder selbst aggressiv reagieren. Je früher nun die Eltern das Gespräch suchen, desto günstiger. Die Gefahr ist sonst groß, daß das Kind von anderen oder „nebenbei" erfährt, daß der Elternteil Krebs hat. Es wird sich alleingelassen fühlen.

Eine wichtige Errungenschaft dieser Altersstufe ist das Lesen. Viele Kinder lesen alles, was ihnen unter die Augen kommt: Reklame, Comics, Zeitungsüberschriften. Sie werden mit einiger Wahrscheinlichkeit auch auf das Thema Krebs stoßen. Und häufig beschäftigen sich die Medien ja mit eher dramatischen Aspekten der „Geißel der Menschheit". Kinder haben also oft eine gewisse Voreinstellung, daß Krebs und höchste Gefährdung zusammen gehören.

Fast alle Eltern haben die Erfahrung gemacht, daß Kinder große Ohren haben. Sie hören Bemerkungen, die die Erwachsenen machen, weil sie glauben, die Kinder würden sie nicht hören oder nicht verstehen. Wenn das Kind das Gefühl hat, etwas erlauscht zu haben, was es nicht hören durfte, wird es nicht wagen nachzufragen. Es wird das Gehörte mit seinen eigenen Phantasien ausschmücken.

Timo spielt in seinem Zimmer. Die Tür ist angelehnt. Er hat besonders in den letzten zwei Tagen die Anspannung der Mutter gespürt. Der Vater ist seit einer Woche im Krankenhaus. Die Mutter hat Timo nur gesagt, daß der Vater untersucht werden muß. Jetzt telefoniert die Mutter. Timo hört, daß sie weint, und öffnet leise die Tür soweit, daß er sie hören kann. Er hört das Wort „Krebs" und „Chemotherapie". Sein Herz klopft heftig. Er hat in der Fernsehzeitung gelesen, daß jemand an Krebs gestorben ist. Muß der Papa auch sterben? Bestimmt. Er hat ja auch Krebs. Das hat die Mutter gerade am Telefon gesagt. Timo traut sich nicht, seine Mutter zu fragen. Schließlich hätte er ja nicht lauschen dürfen. Was nun?

Je früher Timo erfährt, was los ist, und je mehr er nachfragen kann, desto weniger können sich falsche Vorstellungen einnisten. Das heißt nicht unbedingt, daß das Kind sofort alles erfahren muß. Damit wäre es sicher überfordert. Aber die Tatsache der Erkrankung als solche, das Wort „Krebs" und die wahrscheinlichen unmittelbaren Auswirkungen auf das

Kind sollten zu einem möglichst frühen Zeitpunkt zur Sprache kommen.

Manche Eltern werden sich damit überfordert fühlen, ihren Kindern dieses Thema im Gespräch nahezubringen. Sie haben vielleicht Angst, zuviel, zuwenig oder das Falsche zu sagen oder von ihren Gefühlen überwältigt zu werden. Auch wenn sich diese Ängste fast nie bewahrheiten, kann es eine Hilfe sein, andere zum Gespräch dazuzubitten. Das können Ärzte oder Psychologen aus der Klinik sein, der vertraute Hausarzt oder auch Freunde, die mit etwas mehr innerem Abstand helfen, Klarheit zu schaffen.

Einladung zum Gespräch

Für Erwachsene wie für Kinder ist der Anfang das Schwerste. Deshalb sind die meisten Kinder überfordert, wenn man wartet, bis sie mit ihren Fragen kommen. Günstig für Gespräche sind ruhige Situationen, in denen alle Zeit haben. Das kann z.B. nachmittags oder am Wochenende nach dem Frühstück sein. Nach dem Gespräch sollten die Kinder noch Zeit und Gelegenheit haben, sich abzureagieren und abzulenken. Deshalb sollten diese Gespräche nicht kurz vor dem Schlafengehen stattfinden.

Ein Anfang könnte z.B. sein: „Der Papa ist ja nun im Krankenhaus. Du hast sicher schon gemerkt, daß wir alle ziemlich aufgeregt sind. Damit du Bescheid weißt und dir nicht unnötig Sorgen machst, will ich dir erklären, was los ist. Okay?“ Wichtige Bestandteile der Einladung zum Gespräch sind:

- Beschreibung der Situation: Der Papa ist im Krankenhaus; wir sind alle aufgeregt oder durcheinander oder angespannt; vielleicht auch: Die Großeltern sind gekommen, um dich zu versorgen; der normale Tagesablauf ist anders als bisher.

- ❑ Erklärung, warum dieses ernste Gespräch gesucht wird: Damit du Bescheid weißt und dir nicht unnötig Sorgen machst.
- ❑ Ziel des Gesprächs: Ich will dir erklären, was los ist.

Die Wahrheit sagen

Den Kindern geht, ebenso wie den Erwachsenen, durch die Erkrankung Sicherheit verloren. Alle brauchen jetzt möglichst festen Grund. Wenn jemand sich durch andere hintergangen oder nicht ernstgenommen fühlt, wird die Verunsicherung noch zunehmen. Deshalb ist es für alle Beteiligten wichtig, sich darauf verlassen zu können, daß sie die Wahrheit erfahren. Das heißt nicht, daß das Kind mit allen Details, möglichen Komplikationen und möglichen Ergebnissen konfrontiert werden muß. Allerdings sollte auf Nachfragen ehrlich geantwortet werden. Es muß also nicht alles gesagt werden, aber das, was gesagt wird, muß unbedingt der eigenen Überzeugung entsprechen.

Lena ist ein Mädchen, das alles wissen will. Sie fragt: „Ist der Papa sehr krank? Und wie lange dauert das, bis er wieder gesund ist?" Die Mutter möchte sie am liebsten schonen und das Problem herunterspielen. Sie weiß aber, daß die Enttäuschung und Verunsicherung um so größer sein werden, wenn Lena merkt, daß die Voraussagen der Mutter nicht stimmen. Deshalb antwortet die Mutter: „Weißt du, der Papa ist schon ziemlich krank. Deshalb muß er jetzt auch immer wieder ins Krankenhaus und bekommt Medikamente, bei denen ihm die Haare ausgehen und er ziemlich müde wird. Wie lange das dauert, kann man jetzt noch nicht sagen, aber ganz sicher ein halbes Jahr, also bis zu den Herbstferien. Vielleicht auch länger." Lena läßt nicht locker: „Und unsere Sommerferien? Fahren wir dann gar nicht ans Meer?" Ihre Mutter versucht, Enttäuschungen vorzubauen und gleichzeitig alles offenzuhalten: „Lena, es kann sein, daß der

Papa dann im Krankenhaus ist und wir nicht alle zusammen fahren können. Wir müssen mal sehen, wie es ihm dann geht. Vielleicht fahre ich sonst mit euch beiden allein oder ihr fahrt mit Oma und Opa oder wir finden eine ganz andere Lösung. Irgendwie werdet ihr zu euren Ferien kommen. Allerdings kann ich dir jetzt schon sagen: Mit dem Planen wird es schwierig. Wir werden immer mal sehen müssen, wie es gerade ist, und dann entscheiden."

Das Gespräch selbst

Endlich haben Sie sich ein Herz gefaßt und haben einen Einstieg in das notwendige, vielleicht gefürchtete Gespräch gefunden. Jetzt geht es vor allem darum, den Kindern möglichst klare, verständliche Informationen zu geben. Hilfreich sind dabei Biologiebücher, Zettel und Stifte, um Skizzen machen zu können, und vielleicht Informationsmaterial, das Sie selbst von den Ärzten erhalten haben.

Sie können damit anfangen zu erklären, wie der Körper bzw. das Organ, um das es geht, normalerweise funktioniert. Das wird in einigen Fällen relativ leicht sein. Z.B. zu erklären, was die Lunge ist und wie sie funktioniert, oder was die Brust bedeutet, wird wahrscheinlich nicht allzu schwierig sein. In manchen Fällen werden Ihnen Vergleiche helfen. Man kann beispielsweise die verschiedenen Blutbestandteile nach ihren Aufgaben aufteilen und alltäglichen Arbeiten zuordnen. Die weißen Blutkörperchen (Leukozyten) sind dann z.B. die Polizisten, die die Viren fangen und verhaften, die roten Blutkörperchen (Erythrozyten) sind die Lastwagen, die den Sauerstoff transportieren, die Blutplättchen (Thrombozyten) sind die Pflaster, die dafür sorgen, daß es nicht mehr blutet. Wenn das Kind die Zusammenhänge soweit verstanden hat, ist es meist leichter zu erklären, wo bei dem erkrankten Elternteil das Problem liegt, und was dagegen getan werden muß.

Lena und Timo sitzen mit ihren Eltern im Wohnzimmer. Die Kindersendung im Fernsehen ist gerade zu Ende. Eine günstige Gelegenheit, miteinander zu sprechen. Der Vater, nach der ersten Therapie für einige Tage aus dem Krankenhaus entlassen, fängt an. Er spricht seine Kinder darauf an, daß sie ja wissen, daß er ziemlich krank ist, auch wenn man es gar nicht so sieht. „Ihr wißt ja schon, daß mit meinem Blut etwas nicht stimmt. Wir wollen euch das erklären. Meine Krankheit heißt Non-Hodgkin-Lymphom. Ein superschwieriges Wort. Man kann auch Lymphknotenkrebs dazu sagen." Die Eltern erklären den Kindern, aus welchen Teilen das Blut besteht, und malen diese Bestandteile auf. Die Mutter fährt fort: „Und jetzt ist es beim Papa so, daß die weißen Blutkörperchen, also die Polizisten im Blut, ihre Arbeit nicht mehr tun. Sie vermehren sich ganz doll und sitzen an einer Stelle. Deshalb hat der Papa so dicke Knubbel am Hals. Das sind die Lymphknoten, wo die faulen weißen Blutkörperchen zusammenhocken. Er hat noch ein paar andere Stellen im Körper, wo das so ist. Weil die Polizisten ihre Arbeit nicht tun, kann der Papa sich ziemlich leicht erkälten. Deswegen müssen wir aufpassen, wenn wir einen Schnupfen haben. Dann sollten wir nicht mit dem Papa schmusen. Mit den Medikamenten, die der Papa jetzt kriegt, werden die faulen weißen Blutkörperchen rausgeschmissen, damit die fleißigen wieder ihre Arbeit tun können. Das dauert ein bißchen, klappt aber meistens ganz gut."
Timo und Lena haben aufmerksam zugehört. Jetzt haben beide viele Fragen. Besonders die Therapie interessiert sie. Der Vater zeigt ihnen die Stelle, wo die Infusionsnadel lag. Lena reagiert ganz besorgt: „Iih! Hat das weh getan?" Aber der Vater kann sie beruhigen: „Nein, das ist ein Piks, und dann ist es okay". Er sagt den beiden, daß die Chemotherapie gut ist gegen die faulen weißen Blutkörperchen, daß sie aber sozusagen aus Versehen auch einige andere Zellen erwischt, z.B. die, aus denen die Haare wachsen. Deshalb fallen nach einiger Zeit die Haare aus. Aber die kommen wieder, wenn die Therapie vorbei ist. Lena fällt ein: „Hast du dann so eine Glatze wie der Opa?" Der Vater

muß nun doch lachen: „Nein, meine wird noch viel schöner. Ich werde nämlich gar keine Haare mehr haben."
Timo ist während Lenas Fragen ganz still geworden. Die Mutter fragt nach: „Timo, um was machst du dir denn Gedanken?" Timo zuckt nur die Schultern. Der Vater nimmt ihn in den Arm: „Wir schaffen das schon. Wenn du Lust hast, kannst du das nächste Mal im Krankenhaus gucken, wie es da ist, und wie das mit der Chemotherapie funktioniert. Du wirst sehen: Das ist gar nicht so schlimm, wie du jetzt denkst." Timo nickt. So ganz überzeugt ist er noch nicht.

Gerade für Schulkinder ist die Erklärung der körperlichen Vorgänge eine Hilfe. Die quasi technische Seite entspricht ihrer Neugier und ihrer Auseinandersetzung mit der Umwelt. Das geht natürlich nur, wenn die erklärende Person selbst zumindest in etwa verstanden hat, was los ist. Oft merkt man ja erst, wenn man etwas darstellen soll, ob man es selbst richtig begriffen hat. Es macht gar nichts, wenn man während des Gesprächs mit dem Kind feststellt, daß man einen Teil nicht richtig erklären kann. Kinder fühlen sich eher ernst genommen, wenn man ihnen z.B. sagt: „Du, da merk ich gerade, daß ich das auch noch nicht ganz verstanden habe. Ich erkundige mich noch mal, und dann besprechen wir's." Eine biologische Herangehensweise erlaubt dem Kind (und auch dem Erwachsenen), die Krebserkrankung als eine Erkrankung wie andere auch zu sehen – eine, die unter Umständen bedrohlich sein kann, aber nicht immer sein muß.

Wichtig ist, daß das Wort „Krebs" benutzt wird. Sonst droht die Gefahr, daß das Kind zwar um die Erkrankung als solche weiß, aber in schwierige Situationen kommt, wenn es von anderen hört, daß es sich um Krebs handelt.

Die 9jährige Melanie ist von ihrer Eltern über den Brustkrebs der Mutter, die Operation und die Chemotherapie aufgeklärt. Allerdings wurde das Wort „Krebs" vermieden, um Melanie nicht zu ängstigen. Die Eltern haben davon geredet, daß die Mutter „einen Knoten in der Brust" habe, der die Behandlung erforderlich mache. Melanie erzählt ihrer Freundin davon. Die sagt sofort: „Dann hat deine Mutter ja Krebs!" Melanie weist das empört von sich: „Das stimmt gar nicht!" Nachdem die Freundinnen ausgiebig gestritten haben, fragt Melanie ihre Mutter. Die kommt bei der direkten Nachfrage nicht umhin zu bestätigen, daß die Freundin Recht hat. Melanie fühlt sich von den Eltern hintergangen und der Freundin gegenüber beschämt.

Wieviel sagen?

Zunächst ist es ausreichend, die Kinder über die Erkrankung als solche und die unmittelbaren Auswirkungen zu informieren. Weitere Informationen können im Laufe der Zeit gegeben werden. Den Kindern geht es ja wie den Erwachsenen: Zu viele Informationen auf einmal wirken eher verwirrend. Unmittelbare Auswirkungen auf die Kinder, die gleich zu Anfang angesprochen werden sollten, können zum Beispiel sein, daß der Alltag verändert werden muß, weil die Mutter ins Krankenhaus geht, daß andere Personen auf sie aufpassen, daß ein Elternteil, der normalerweise zur Arbeit geht, jetzt zu Hause ist usw. Auch der Hinweis auf absehbare Begleiterscheinungen der Therapie sind in der Regel schon relativ früh sinnvoll: daß die Haare ausgehen, daß sie aber sicher wieder wachsen, daß der erkrankte Elternteil in den Zeiten der Therapie wahrscheinlich müde sein wird, daß es sein kann, daß alle gelegentlich etwas angespannt sein werden – aber daß die normalen Dinge selbstverständlich so gut wie möglich weitergehen.

Häufig fragen sich die Eltern, ob sie den Kindern ihre Ängste mitteilen sollten. Selbstverständlich sehen und spüren die Kindern, daß die Eltern besorgt sind. Viele Kinder fühlen sich, gerade auch in schwierigen Situationen, verantwortlich für das Wohlergehen der Eltern. Wenn diese Verantwortlichkeit aber über kleine Dinge des Alltags hinausgeht, werden die Kinder überfordert. Insofern ist es sicher günstig, wenn die Kinder wissen, daß die Eltern gerade geängstigt sind, daß aber auch klar ist, daß die Eltern sich bei anderen – Freunden, Verwandten, Ärzten – Unterstützung holen. Das bedeutet für die Kinder in aller Regel eine große Entlastung.

Das Kind will nicht sprechen

Manche Kinder wollen nicht sprechen, ja nicht einmal zuhören. Sie entziehen sich, sobald das Thema Krebs aufzukommen droht. Sie reagieren vielleicht offen aggressiv: „Hör endlich auf damit!" Meist aber werden sie das Gespräch eher indirekt verweigern: sie müssen gerade Hausaufgaben machen; im Fernsehen kommt ihre Lieblingssendung; der Freund wartet. Diese Haltung kann verschiedene Gründe haben. Manche Kinder spüren, daß die Eltern das Gespräch selbst am liebsten vermeiden würden, und nehmen ihnen quasi die „Schuld" ab, daß es nicht dazu kommt. Andere haben Angst, daß sie etwas Schreckliches erfahren werden. Wieder andere Kinder fühlen sich schuldig an der Erkrankung des Elternteils: „Wenn ich meiner Mutter nicht so viele Sorgen gemacht hätte, wäre sie bestimmt nicht krank geworden!"

In jedem Fall ist es gut, dem Kind ein Gespräch anzubieten und dabei die vermuteten Gefühle einzubeziehen. Z.B. könnte man sagen: „Ich würde dir gern erklären, was es mit der Krankheit auf sich hat. Ich habe nämlich den Eindruck, daß du dir viel mehr Sorgen machst als nötig ist." Wenn das Kind auch dann das Gespräch verweigert, kann man aber sicher sein, daß es die Einladung dazu gehört hat. Vielleicht ergibt sich noch eine andere Gelegenheit. Besteht man darauf zu reden, wird man bei Kindern, wie bei Erwachsenen, eher Trotz hervorrufen.

Falls Ihr Kind weder etwas wissen noch reden noch malen

will, mag das momentan seine Art sein zurechtzukommen. Solange es keine Anhaltspunkte gibt, daß etwas nicht stimmt, ist das vollkommen in Ordnung. Wenn das Kind allerdings mit seinem Verhalten zeigt, daß es belastet ist, mag dies ein Aufhänger für das Gespräch sein: „Du bist so still – Du schläfst in letzter Zeit so schlecht – Du hast soviel Ärger mit Deinen Freunden – könnte es sein, daß Dich etwas beunruhigt oder beschäftigt?" Manchmal wird das Kind darauf antworten, manchmal auch nicht. Dann weiß es aber, daß es reden darf.

Die einzige Ausnahme, wann einem Kind etwas gesagt werden muß, egal ob es will oder nicht, ist bei einer drastischen Veränderung, in der Regel bei Verschlechterung des Zustands des oder der Erkrankten.

Das Kind löchert mich mit Fragen

Das entgegengesetzte Phänomen, für Eltern manchmal genauso schwierig, sind Kinder, die einen mit Fragen bombardieren. Dieses Verhalten kann ganz unterschiedliche Gründe haben. Der Häufigste gerade bei Kindern im Schulalter ist einfach Neugierde: Sie möchten alles wissen. Aber auch andere Ursachen sind möglich: Das Kind kann große Angst haben und das Gespräch zur Beruhigung brauchen. Vielleicht hat es auch Probleme, die Information aufzunehmen, weil es zu viel oder zu schwierig ist. Manchmal vertraut es dem, was es erfährt, nicht. Dann kontrolliert es durch wiederholtes Fragen, ob die Eltern bei ihrer Aussage bleiben. Wenn Eltern sagen, daß sie ganz sicher geheilt werden und das Kind sich keine Sorgen machen braucht, sie aber gleichzeitig große Angst zeigen, spürt das Kind diese Diskrepanz und wird eventuell mit vermehrtem Fragen darauf reagieren.

Manche Fragen wird man selbst nicht beantworten können. Das sollte man auch ruhig so sagen. Andere Fragen will man nicht beantworten, weil man den Kindern nicht zutraut, die Antwort verkraften zu können. In diesen Fällen sprechen Kinder oft Fragen an, um die man selbst am liebsten einen Bogen macht. Deshalb werden die meisten Eltern möglicherweise ausweichend antworten oder auch sagen: „Diese Frage ist so schwierig, daß ich sie gar nicht beantworten kann." Um die Kinder aber nicht mit ihren Fragen allein zu lassen, können die Eltern sie an eine andere Person verweisen, der beide Seiten vertrauen.

Ab und zu wird man selbst auch die Erkrankung vergessen wollen und wird durch die Fragen immer wieder daran erinnert. Selbstverständlich darf man dem Kind dann auch sagen: „Jetzt gerade mag ich mich gar nicht mit dem Thema beschäftigen. Laß uns später / heute abend / am Wochenende darüber reden." Dann ist es allerdings unbedingt wichtig, daß der Erwachsene das Gespräch wieder aufnimmt. Tut er oder sie es nicht, wird das Kind das Gefühl haben, gar nicht mehr fragen zu dürfen.

Christoph ist 7 Jahre alt. Seine Mutter hat Nierenkrebs. Bei der Chemotherapie hat sie fast alle Haare verloren. Sie kann sich selbst kaum im Spiegel ansehen und trägt immer eine Perücke. Christoph möchte sie gern ohne ihre Haare sehen. Die Mutter vertröstet ihn auf später. Einige Tage nach seiner Bitte fühlt sie sich in der Lage, sich Christoph ohne Haare zu zeigen. Sie wartet darauf, daß er noch einmal fragt. Das tut er aber nicht. Erst als die Mutter ihm anbietet, ihre wenigen verbliebenen Haare zu streicheln, kommt er sehr interessiert auf sie zu.

Fragen, die viele Schulkinder nicht zu stellen wagen

Die große Unsicherheit, die alle Beteiligten erfaßt hat, führt bei vielen Kindern zu Fragen und Phantasien, über die sie nicht zu sprechen wagen. Sie spüren, wie heikel diese Fragen sind, und haben möglicherweise Angst vor den Antworten. Die Erwachsenen können nicht wissen, ob diese Fragen überhaupt für die Kinder auftauchen und ob sie sich gerade jetzt damit beschäftigen. Deshalb tut man als Erwachsener sicher gut daran, nicht von sich aus diese Themen aufzubringen. Allerdings sollte man im Kopf haben, daß diese Fragen die Kinder bewegen können. Wenn dann ein Hinweis, vielleicht nur ein ganz kleiner in einem Nebensatz, kommt, sollte man das Thema unbedingt aufgreifen.

Häufige Fragen dieser Art sind:

- ❑ Kriege ich auch Krebs?
- ❑ Stirbt der Erkrankte?
- ❑ Muß ich dann ins Heim?
- ❑ Was ist, wenn der Krebs wiederkommt?
- ❑ Werden wir weniger oder kein Geld haben, wenn Vater/ Mutter krank ist?
- ❑ Wer versorgt mich, wenn Mutter im Krankenhaus ist? Muß ich dann alleine zu Hause bleiben?

Manche dieser Fragen erscheinen uns Erwachsenen merkwürdig. Wir fragen uns, wie das Kind bloß darauf kommt, so zu denken. Für das Kind sind das aber unter Umständen schwerwiegende und belastende Aspekte der Erkrankung.

Auch wenn es schwer fällt: Auf Dauer ist den Kindern mit der Wahrheit am meisten geholfen. Natürlich ist es gut, die Kinder zu beruhigen, die Perspektiven aufzuzeigen. Die Hoffnungen müssen aber realistisch sein. Wenn sie unrealistisch sind, werden die Kinder das Vertrauen verlieren und sich in ihren Ängsten bestätigt fühlen.

Der Vater hat Timo und Lena abends ins Bett gebracht. Als er später noch einmal nach ihnen schaut, merkt er, daß Timo nur so tut, als ob er schläft. Der Vater setzt sich zu ihm. „Ich hab den Eindruck, daß dich irgend etwas sehr bedrückt. Magst du's mir sagen?" Timo zuckt die Schultern. Der Vater hakt vorsichtig nach: „Manchmal hat man ja Gedanken, die man kaum aussprechen mag, soviel Angst machen sie einem." Timo hört jetzt genau zu. „Meistens ist es aber so, daß es leichter wird, wenn man darüber redet. Probier's doch mal!" Timo holt tief Luft: „Mußt du an dem Krebs sterben?" Der Vater hat zwar mit so einer Frage gerechnet, ist aber jetzt doch erschrocken. Er braucht einen Moment, bis er antworten kann: „Weißt du, der Krebs ist schon eine schwere Krankheit und manche Leute sterben daran. Aber es gibt ganz unterschiedliche Arten von Krebs. Die Ärzte haben mir gesagt, daß ich bei meiner Krankheit gute Chancen habe. Die Chemotherapie ist zwar anstrengend, hilft aber gut. Du wirst sehen: Wir schaffen das miteinander!"

Phantasien der Kinder

Kinder im Grundschulalter haben häufig Phantasien, die einer magischen Sicht der Welt entspringen. Die Schwierigste und Häufigste ist, daß das Kind glaubt, an der Erkrankung schuld zu sein: Es war nicht brav genug, hat sein Zimmer nicht aufgeräumt, ständig mit dem kleinen Geschwister gestritten – ein Anlaß, sich selbst als Verursacher zu sehen, findet sich immer. So wie das Kind sich als Verursacher der Krankheit sehen kann, hat es oft auch die Vorstellung, durch „richtiges" Verhalten könnte es sie auch wieder wegmachen. Viele Kinder haben die Idee der „Allmacht der Gedanken": „Durch meine Gedanken kann ich Mutter oder Vater krank oder gesund machen – und merke es gar nicht richtig." Hier hilft nur, dem Kind klar und deutlich zu sagen, daß es nichts mit der Krankheit zu tun hat. Daß nichts, was es gesagt oder getan hat, die Sache ausgelöst haben kann. Auch gesund machen kann es den Elternteil nicht – aber es kann dazu beitragen, daß alle diese schwierige Zeit möglichst gut gemeinsam bewältigen.

Schule

Es macht Sinn, die Schule möglichst frühzeitig über die Situation zu informieren. Nur dann können Lehrerinnen und Lehrer Auffälligkeiten der Kinder einordnen und vielleicht auffangen. Manche Kinder wollen nicht, daß in der Schule jemand erfährt, daß ein Elternteil krank ist. Sie möchten die Erkrankung selbst nicht wahr haben und ertragen deshalb den Gedanken schwer, daß andere davon wissen. In diesen Fällen muß man aber dem Kind den eigenen Standpunkt erklären und gegebenenfalls über seinen Kopf hinweg entscheiden. Die Information zumindest der Klassenlehrer ist unabdingbar. Als Kompromiß läßt sich anbieten, daß die Lehrer gebeten werden, das Kind nicht auf die Erkrankung anzusprechen und diese auch in der Klasse selbst nicht zu thematisieren. Wenn die Lehrerinnen und Lehrer besonders kooperativ sind, kann das Thema „Gesundheit und Krankheit“ unter Umständen auch Unterrichtsthema werden.

Felix ist 9 Jahre alt. Seine Mutter hat Brustkrebs. Sie wurde operiert, bekam Chemotherapie und jetzt Bestrahlung. Felix hat sich in der Schule immer mehr zurückgezogen. Die Klassenlehrerin berät mit der Mutter, wie sie ihm helfen könnten. Die Lehrerin schlägt vor, mit der Klasse über Gesundheit, Krankheit und Medizin zu sprechen. Felix erzählt in dem Zusammenhang von sich aus von seiner Mutter. Die Klassenkameraden reagieren interessiert und stellen viele Fragen, die nach und nach von der Lehrerin beantwortet werden. Schließlich lädt die Klasse sogar Felix' Mutter ein, worauf sie sich nach einigem Überlegen einläßt. Danach taut Felix sichtlich auf.

Diese Lösung ist sicherlich nur in wenigen Fällen möglich. Aber vielleicht fallen Ihnen noch ganz andere Varianten ein?

Schulprobleme, Schulschwänzen

Für manche Kinder ist der innere oder äußere Druck so groß, daß sie es nicht schaffen, ihre Aufgaben zu erledigen. Dazu gehört auch der geregelte Schulbesuch. Einige Kinder sind mit ihren Gedanken nicht in der Schule, andere gehen gar nicht mehr oder nicht mehr regelmäßig hin. In beiden Fällen wird eine negative Spirale in Gang gesetzt: Das Kind merkt den Leistungsabfall, schämt sich, meidet die Situationen erst recht und die Lücken werden größer. Ein vorübergehender Einbruch der Leistungen ist sicherlich normal in akuten Krisensituationen. Es wird für das Kind aber wichtig sein, daß es sich so weit innerlich frei machen kann, daß es mit seiner Aufmerksamkeit wieder in der Schule ist.

Eine vorbeugende Maßnahme ist zunächst, die Klassenlehrer über die Situation zu Hause zu informieren. In den meisten Fällen gelingt es den Lehrern dann, das Kind gut zu unterstützen. Wenn das nicht ausreicht, braucht das Kind mehr Hilfe. Möglicherweise hat es Ängste, die es so blockieren, daß es nicht aufmerksam sein kann. Darüber werden Sie sicher mit ihm sprechen. Manchmal wird das Kind nicht darauf reagieren. Dann braucht es Hilfe von außen, z.B. vom Schulpsychologen oder einer Erziehungsberatungsstelle.

Hilfe von den Eltern oder von anderen ist auch unbedingt nötig, wenn das Kind die Schule schwänzt. In diesem Fall müssen die Eltern klar machen, daß sie das nicht tolerieren. Sie müssen den Schulbesuch in enger Zusammenarbeit mit der Schule durchsetzen. Sie würden dem Kind schaden, wenn sie ihm das Schwänzen durchgehen ließen. Selbstverständlich wird es Gründe geben, warum sich das Kind so verhält. Diese Gründe gilt es zu verstehen und mit dem Kind zu bearbeiten.

Aufgaben in Haushalt und Familie

Wenn ein Elternteil zeitweise oder dauerhaft bestimmte Aufgaben in der Familie nicht mehr übernehmen kann, müssen diese neu verteilt werden. Das kann das Abwaschen sein, das Aufräumen oder auch die Kontrolle darüber, daß bestimmte Termine eingehalten werden. Günstig ist es, wenn alle sich an einen Tisch setzen und gemeinsam überlegen, welche Aufgaben zu erledigen sind und wie sie geteilt werden können. Diese Pläne können fest sein, oder man kann nach einem bestimmten Plan die Aufgaben wechseln, z.B. jede Woche.

Wenn die Kinder mehr Aufgaben als zuvor übernehmen müssen, kann man sie vielleicht ab und zu mit kleinen Aufmerksamkeiten belohnen, besonders, wenn sie von sich aus an die Erledigung der vereinbarten Aufgaben gedacht haben. Sinnvoll ist unter Umständen auch, auf die zeitliche Befristung von Zusatzaufgaben hinzuweisen: Solange die Mutter nach der Chemotherapie schwach ist, muß jemand den Einkauf erledigen. Oder: Während der Vater im Krankenhaus liegt, muß ein älteres Kind den Rasen mähen.

Kinder werden nicht, nur weil ein Elternteil krank ist, plötzlich zu braven, folgsamen und ständig hilfsbereiten Wesen. Mit einiger Wahrscheinlichkeit wird es immer wieder kleinere und größere Kämpfe geben. Sie sind selbstverständlich und normal. Auch Geschwisterrivalitäten hören nicht plötzlich auf. Die Kinder werden sich weiter gelegentlich oder öfter zanken – nur sind alle Familienmitglieder etwas dünnhäutiger als sonst. Auch wenn man es gar nicht will, wird vielen Eltern gelegentlich herausrutschen: „Kannst du nicht wenigstens jetzt mal damit aufhören?“ oder: „Jetzt nehmt endlich Rücksicht!“ Das sind sehr verständliche Reaktionen, die aber die Situation eventuell auch verschärfen. Wenn man merkt, daß man die Streitereien nicht mehr erträgt, ist eine Auszeit günstiger: Entweder der Erwachsene zieht sich zurück und überläßt den Kindern selbst oder jemand anderem das Klären der Situation, oder man trennt die Kinder für kurze Zeit, schickt sie z.B. für eine Stunde in verschiedene Zimmer.

Zeit miteinander

Zeit, die miteinander verbracht wird, kann sehr wertvoll sein. Dazu gehört auch, daß man sich neben ernsten Gesprächen viel Zeit für die Dinge, die Spaß machen, nimmt. Natürlich können die Möglichkeiten vorübergehend oder auch dauerhaft eingeschränkt sein, weil der Körper nicht mehr so funktioniert. Bestimmt gibt es aber andere Dinge, die Freude machen, z.B. spielen, vorlesen oder sich etwas erzählen.

„Weglaufen" zu Freunden

Manche Kinder werden ab und zu oder auch oft lieber bei Freunden als zu Hause sein. Lieber anderswo zu sein, kann verschiedene Gründe haben: Vielleicht ist zu Hause ständig eine gedrückte oder gereizte Stimmung? Vielleicht möchte das Kind die ganze Situation eine Zeitlang vergessen? Vielleicht kann es anderswo seine Sorgen loswerden, mit denen es die Eltern nicht belasten will? Eltern mögen das schmerzlich empfinden. Trotzdem ist es für das Kind manchmal notwendig, sich einen Ort außerhalb der Familie zu suchen. Um den Kontakt aufrechtzuerhalten, ohne das Kind zu bedrängen, könnte man z.B. mit der Person oder, wenn es ein Kind ist, mit seinen Eltern, Kontakt aufnehmen und die Situation erklären. Man könnte darum bitten, informiert zu werden, wenn irgend etwas Besonderes wäre.

Wenn Nachbarn, Bekannte das Kind fragen oder „informieren"

Immer wieder kommt es vor, daß andere Menschen, z.B. Nachbarn oder Bekannte, das Kind fragen, wie es der Mutter oder dem Vater denn geht. Dann wird es von vielen Faktoren abhängen, ob und wie das Kind antwortet: Wie gut kennt es die andere Person? Wie offen sprechen die Eltern selbst über die Erkrankung? Wieviel Druck übt die fragende Person bewußt oder unbewußt auf das Kind aus? Was glaubt das Kind, was die Eltern wollen, daß es antwortet? Sicherlich kommt es vor allem auf die Eltern an, was sie für richtig erachten. Allerdings kann es die Kinder in schwierige Situationen bringen, wenn man ihnen verbietet, Außenstehenden auf ihre Frage zu antworten.

Der Vater der 10jährigen Nicola hat Darmkrebs und seit einer Operation einen künstlichen Ausgang, ein Colostoma. Dem Vater ist diese Tatsache äußerst unangenehm. Deshalb hat er seiner Tochter gesagt, daß er nicht möchte, daß sie mit anderen über seine Krankheit spricht. Nicola trifft nun auf der Straße eine Nachbarin, die sie freundlich fragt: „Hallo, Nicola. Wie geht's denn deinem Papa?" Nicola ist ganz verunsichert: Was soll sie jetzt sagen?

Einem Kind stehen oft weniger Handlungsmöglichkeiten zur Verfügung als uns Erwachsenen. Deshalb ist es gut, wenn Sie ihm für solche Situationen Vorschläge machen, wie es sich verhalten soll. Etwas *nicht* zu tun oder zu sagen, hilft im konkreten Moment nicht unbedingt weiter.

Nicola löst die Situation auf ihre Art: Sie dreht sich einfach um und läuft weg. Die Nachbarin denkt jetzt natürlich, es sei alles ganz schlimm. Zu Hause erzählt Nicola von ihrer Begegnung. Zuerst ist der Vater ungehalten: Warum muß seine Tochter sich

so auffällig benehmen? Dann versteht er aber, daß sie einfach nicht anders konnte. Er spricht noch einmal mit ihr: „Weißt du, eigentlich ist es ja dumm, aber mir ist es ganz unangenehm, wenn andere Leute wissen, daß ich diesen künstlichen Ausgang habe. Wenn noch mal jemand fragt, kannst du einfach sagen, daß es mir gut geht. Und wenn jemand mehr wissen will, sag ihm, er soll mich selbst fragen."
Einige Monate später hat der Vater sich an sein Colostoma gewöhnt. Er besucht eine Selbsthilfegruppe, die ILCO, in der er viele Tips zum Leben mit Stoma bekommt. Dort hat er auch gelernt, über seine Erkrankung zu sprechen. Noch einmal geht er auf Nicola zu: „Nicola, bisher wollte ich ja nicht, daß du anderen sagst, wie es mir geht. Aber inzwischen ist das ganz in Ordnung. Wenn also ab jetzt jemand fragt, kannst du von mir aus sagen, wie und was du für richtig hältst. Wenn du jemanden gut leiden kannst, sag ruhig, wie's ist, und wenn du jemand nicht leiden kannst, kannst du einfach so kurz wie bisher antworten." Nicola mault ein bißchen, warum ihr Vater immer alles so kompliziert macht – aber sie ist auch erleichtert, daß sie nicht mehr so aufpassen muß.

Etwas schwieriger wird die Situation, wenn ein Kind von anderen Erwachsenen, manchmal auch aus dem Familienkreis, „informiert" wird, z.B. darüber, daß es sich überhaupt um eine Krebserkrankung handelt, oder wie die Auswirkungen sein werden. Das Problem verschärft sich, wenn das Kind nicht wagt, seinen Eltern von dieser „Information" zu berichten.

Jan ist 8 Jahre alt. Seine Mutter hat Akute Leukämie. Seit drei Wochen wird sie im Krankenhaus behandelt. Das Krankenhaus ist so weit weg, daß Jan sie nur höchstens einmal in der Woche besuchen kann. Jeden Tag telefonieren sie aber miteinander. Seit ein paar Tagen merkt Jan, daß seine Mutter müde ist. Sie spricht langsamer und weniger als sonst. Er macht sich Sorgen.

Am Samstag geht er mit seiner großen Schwester zu Verwandten, während der Vater einiges erledigen muß. Beim Kartenspielen fängt der Onkel plötzlich an zu erzählen, wie schlimm eine Chemotherapie ist, daß man ganz schrecklich dabei spucken muß und daß überhaupt die ganze Krankheit ja sehr sehr gefährlich ist. Jan ist geschockt: Das hatte er nicht gewußt. Und warum hat sein Vater ihm das nicht gesagt? Bestimmt weil er denkt, Jan ist noch zu klein, um das zu verstehen – das denkt der Vater nämlich immer. Obwohl er doch schon groß ist. Soll er den Vater jetzt fragen? Nein. Besser nicht. Bestimmt sagt der ihm sowieso nicht die Wahrheit. Hat er ja bisher offensichtlich auch nicht getan.
Am Abend ist Jan ganz abweisend zum Vater. Er will nicht mal das allabendliche Gespräch über das, was am Tag war. Der Vater sorgt sich: „Sag mal, du hast doch was?!" Trotziges Wegdrehen. „Magst du's mir nicht erzählen?" Heftiges Kopfschütteln. „Ich scheine irgendwas falsch gemacht zu haben. Aber wenn du's mir nicht sagst, kann ich's nicht besser machen. Bitte, sag's mir doch!" Endlich läßt Jan sich erweichen: „Warum sagst du mir nicht, daß die Mama die ganze Zeit spuckt und viel kränker ist, als du das gesagt hast?"
„Wie kommst du denn darauf?" Jetzt erzählt Jan doch von dem, was der Onkel ihm gesagt hat. Obwohl der Vater sehr wütend auf den Schwager ist, kümmert er sich doch zuerst um Jan. Er erklärt ihm, daß die Mutter vielleicht ab und zu spucken muß und auch zwischendurch ziemlich müde ist, daß sie aber genug Medikamente gegen das Spucken bekommt und es deshalb gar nicht so schlimm ist. Der Vater nutzt die Gelegenheit, Jan auf ungebetene Informationen vorzubereiten: „Jede Erkrankung und auch jede Krebskrankheit ist anders. Deshalb ist es Quatsch, wenn Leute, die die Untersuchungen von der Mama im Krankenhaus gar nicht kennen, dazu was sagen. Hör nicht auf die! Wenn du Fragen hast, dann frag doch bitte mich oder die Mama selbst. Wir reden nämlich ständig mit den Ärzten und sind auf dem Laufenden. Wenn du mit mir im Krankenhaus die Mama be-

suchst und dich traust, kannst du auch selbst die Ärzte und die Schwestern fragen. Und ich verspreche dir: Wenn es irgend etwas Wichtiges gibt, werden wir dir auf jeden Fall ganz bald Bescheid sagen."

4. Der Jugendliche – vom 13. bis zum 18. Lebensjahr

Jugendliche sind in einer verzwickten Situation: Einerseits steht für sie die Ablösung von den Eltern an, ein für beide Seiten schmerzhafter Prozeß. Andererseits besteht nach wie vor eine praktische und emotionale Abhängigkeit. Zwischen diesen beiden Polen werden die Jugendlichen hin und her geworfen – und mit ihnen die Eltern. Die geistig-verstandesmäßige Entwicklung ist weit fortgeschritten. Die Jugendlichen begreifen das meiste, was Erwachsene auch verstehen. Die emotionale Entwicklung dagegen ist oft noch nicht so weit. Es fällt vielen Jugendlichen schwer, mit ihren eigenen heftigen und auch widersprüchlichen Gefühlen zurechtzukommen. Darunter leiden sie selbst wie auch die Umwelt. Ein weiteres wichtiges Konflikt- und Entwicklungsfeld der Jugendlichen ist die Entwicklung ihrer Geschlechtsrolle. Zu diesem Bereich gehört sowohl die Auseinandersetzung mit den geschlechtsspezifischen Erwartungen ihrer Umgebung wie auch die sexuelle Entwicklung. Der Körper stellt für Jugendliche ein wichtiges Thema dar: Er entwickelt sich, ist die Quelle von Scham und Lust.

Wird ein Elternteil schwer krank, verstärken sich für die Jugendlichen die Konflikte. Einerseits wollen sie selbständig und unabhängig von den Eltern sein. Andererseits sehen sie die Notwendigkeit, in der Krisensituation zu helfen und loyal zu sein.

Das Gespräch beginnen

Die Jugendlichen haben oft schon vor der Diagnose geahnt, daß etwas nicht in Ordnung war, daß Mutter oder Vater zum Arzt ging, um etwas abklären zu lassen. Viele werden das, wenn nicht starke Symptome bestanden, gar nicht so ernst genommen haben. Sie waren wahrscheinlich mit sich und ihren eigenen Problemen beschäftigt. Sobald die Diagnose und die weitere Behandlung klar sind, werden die Eltern mit den Jugendlichen sprechen wollen und müssen. Oft ist es schwer, den Anfang zu machen. Alles sträubt sich dagegen, die Worte auszusprechen, sie zu hören und sie damit quasi wirklich werden zu lassen. Möglicherweise sind auch die Konflikte mit den Kindern zur Zeit so stark, daß man sich gar nicht vorstellen kann, ein halbwegs ruhiges Gespräch miteinander zu führen. Selbst wenn die Konflikte bisher sehr heftig waren, wird das erste Gespräch von den Jugendlichen fast immer mit Ernst und Offenheit angenommen.

Wann reden wir?

Die Eltern werden wahrscheinlich versuchen, eine ruhige Minute zu erwischen, in der das Kind mit seiner Aufmerksamkeit bei ihnen ist. Je älter der Heranwachsende, desto schwieriger wird es aber unter Umständen werden: Freunde, Schule, Arbeit, Hobbys brauchen Zeit. Da bleibt für die Familie nicht viel. Deshalb müssen die Eltern möglicherweise direkt sagen, daß sie wegen etwas Ernstem mit dem Jugendlichen sprechen wollen. Viele spüren die Dringlichkeit und hören zu. Andere ärgern sich, daß sie etwas anderes verpassen. Wenn sie den Grund dafür erfahren, ist es aber fast immer in Ordnung. Falls es geht, sollte das Gespräch nicht unmittelbar vor dem Schlafengehen stattfinden. Der Jugendliche sollte die Chance haben, sich noch abzureagieren: mit Sport, Musik oder einem Telefonat mit der besten Freundin.

Wie erkläre ich, was los ist?

Jugendliche begreifen normalerweise sehr genau, was los ist. Sie haben in Zeitungen und Fernsehen oder von anderen Menschen schon einiges über Krebs gehört. Sie wissen über die Bedrohung, die damit verbunden wird, Bescheid. Ihre Vorstellungen vom menschlichen Körper sind relativ konkret. Die Eltern können also davon ausgehen, daß ihr Kind genauso viel oder wenig über die Erkrankung weiß wie sie selbst. Der Jugendliche muß zunächst erfahren, welche Erkrankung der Elternteil genau hat und welche Behandlung geplant ist. Wahrscheinlich wird er wissen wollen, wie hoch die Chancen sind, daß Vater oder Mutter wieder gesund wird. Diese Fragen werden die Eltern sicherlich so gut es geht beantworten.

Die Gefahr bei Heranwachsenden ist allerdings, daß man sie überschätzt. Gerade in der Krisensituation, wo ein erwachsenes Verhalten der Kinder für die Eltern eine große Erleichterung bedeutet, ist man möglicherweise verführt zu vergessen, daß es immer noch Kinder sind – und keine Erwachsenen. Deshalb sollte man sie nicht mit allen Chancen, Gefahren, Möglichkeiten und sonstigen Problemen belasten, sondern sich auf das beschränken, was zur Zeit klar ist.

Julie ist mit ihren 17 Jahren schon recht erwachsen. Für ihre 9jährige Schwester Anni ist sie ein Vorbild, weil sie so cool ist. Oft gibt es aber auch heftigen Krach zwischen ihr und den Eltern, weil Julie findet, daß die Eltern ihr nicht genug Freiheit lassen, und weil die Eltern finden, daß Julie sich gelegentlich ziemlich kindisch benimmt.

Eines Tages nimmt die Mutter Julie nachmittags beiseite, als die kleine Schwester bei ihrer Freundin ist. „Julie, ich muß mit dir reden. Bei mir ist Brustkrebs festgestellt worden. Ich war beim Arzt, und er ist sich zu 95% sicher. Morgen muß ich ins Krankenhaus und werde operiert. Dann müssen wir weiter sehen."

Julie ist geschockt und sprachlos. Sie fühlt einen dicken Kloß im Hals. Als die Mutter auch noch anfängt zu weinen, ist sie hin- und hergerissen. Sie will die Mutter trösten und gleichzeitig hat sie Angst, dann auch zu weinen. Schließlich umarmen sie sich beide und weinen gemeinsam.
Julie hat tausend Fragen: Wie es nach der Operation weitergeht, ob die Mutter wieder gesund wird, ob sie selbst auch Brustkrebs bekommen wird, wer den Alltag organisiert, wie es ohne das Gehalt der Mutter aus ihrer halben Stelle finanziell aussieht, was der Vater zu all dem sagt ... Aber jetzt bringt sie keine Frage über die Lippen. Die Mutter scheint das zu ahnen, denn sie schlägt vor: „Ich kann mir vorstellen, daß du viele Fragen hast. Wir können sie nach und nach versuchen zu klären. Und wenn du willst, kannst du bestimmt auch mit den Ärzten im Krankenhaus reden, wenn mal klarer ist, wo es lang geht." Da fällt der Mutter noch etwas Wichtiges ein: „Übrigens rede ich gleich auch noch mit Anni. Du brauchst also ihr gegenüber nicht den Mund halten. Wenn sie Fragen hat, die du nicht beantworten willst oder kannst, schickst du sie zu mir oder zum Vater."

Jugendliche brauchen Information wie Erwachsene auch. Dabei helfen Broschüren oder Bücher, die Sie selbst von den Ärzten erhalten haben. Je direkter Sie Ihrem Kind mitteilen, was los ist, desto eher wird es sich trauen, seine Fragen zu stellen. Manchmal werden Sie sich überfordert fühlen, die Fragen zu beantworten. Sie wissen vielleicht nicht, wie es sich mit diesem oder jenem verhält. Dann können Sie die Heranwachsende entweder direkt an die jeweiligen Stellen verweisen, die weiterhelfen können, oder Sie können sich selbst informieren und es an das Kind weitergeben. So werden fast alle Ärzte und Psychologen im Krankenhaus gern bereit sein, auch mit den Jugendlichen deren Fragen zu klären.

Andere Fragen sind möglicherweise zu schmerzhaft oder zu intim, als daß Sie sie beantworten wollen. Dann können Sie Ihr Kind entweder auf einen anderen Zeitpunkt verweisen (morgen oder übermorgen geht es Ihnen vielleicht besser), oder Sie lassen die Frage, wenn es geht, von jemand anderem beantworten: Von Ihrem Partner, Ärzten, Psychologen – wer immer Ihnen am geeignetsten erscheint. Wenn Sie Ihre Tochter oder Ihren Sohn zu einer anderen Person schicken, können Sie anbieten, den Kontakt herzustellen. Dann wissen alle Beteiligten, daß Sie mit diesem Gespräch einverstanden sind. Möglicherweise wird Ihr Kind sich auch selbst informieren wollen, z.B. aus dem Internet oder in einer Krebsberatungsstelle. Wo es seriöse Informationen erhält, können Ihnen Ärzte und Psychologen im Krankenhaus sagen.

Bedeutung des Geschlechts

Gerade in der Pubertät, wenn Jugendliche ihre Geschlechtsidentität suchen und festigen, kann ein Gespräch mit dem gegengeschlechtlichen Elternteil sehr heikel für das Kind sein. So ist es unter Umständen schwierig für Töchter, mit dem Vater über seinen Darmkrebs oder den Brustkrebs der Mutter zu reden, oder für Söhne, mit der Mutter über ihren Gebärmutterkrebs oder den Hodenkrebs des Vaters zu sprechen. Da es ja immer auch um die eigene Körperlichkeit geht, schämen sich viele Jugendliche bei Gesprächen über körperliche Veränderungen mit den Eltern überhaupt und mit dem gegengeschlechtlichen Elternteil im Besonderen.

Wenn der gleichgeschlechtliche Elternteil nicht für einen Austausch zur Verfügung steht, ist es manchmal sinnvoll, nach anderen gleichgeschlechtlichen Gesprächspartnern zu schauen: Ärzte, Psychologen in der Klinik, Tanten, Onkel oder ganz andere Leute. Die Jugendlichen können durchaus mit überlegen, wer in Frage käme. Diese anderen Gesprächspartner müssen gut informiert sein, um den Jugendlichen wirklich helfen zu können.

Die Wahrheit

In allen Gesprächen mit Kindern ist es von großer Bedeutung, sich um Wahrheit zu bemühen. Bei Jugendlichen kommt im Vergleich zu jüngeren Kindern noch ein anderer Aspekt hinzu: Jugendliche sind ja in einer Entwicklungsphase, in der sie sich von den Erwachsenen absetzen müssen. Sie werden jede kleine – und erst recht große – Unwahrheit als Beweis sehen, daß sie kein Vertrauen haben können. Verlorenes Vertrauen zurückzugewinnen, ist bekanntlich sehr schwer. Manchmal ist es ja auch für uns Erwachsene schwer, uns Wahrheiten und Unsicherheiten einzugestehen. Da kann der drohende Vertrauensverlust der jugendlichen Kinder ein Anlaß sein, uns der Wahrheit zu stellen.

Julie fragt irgendwann ihre Mutter: „Sag mal, kann der Krebs eigentlich wiederkommen?“ Die Mutter möchte am liebsten laut „nein!!“ rufen. Aber sie weiß, daß das mehr ihr Wunsch ist. In Wirklichkeit besteht diese Möglichkeit natürlich. Deshalb antwortet sie Julie: „Am liebsten würde ich dir sagen, daß er nicht wiederkommen kann. Aber ich weiß es einfach nicht. Die Ärzte machen mir gute Hoffnung, daß nach der Bestrahlung alles erledigt ist. Aber eine Garantie kann mir niemand geben.“ Julie wirkt nicht ganz zufrieden mit dieser Antwort. Deshalb verspricht ihr die Mutter: „Sobald es irgend etwas wichtiges Neues gibt – im Guten wie im Schlechten – verspreche ich dir, daß du es so schnell wie möglich erfährst.“

Mein Kind will nicht reden

Heranwachsende sind eigentlich damit beschäftigt, ihr eigenes, von der Familie getrenntes Leben aufzubauen. Ihre wichtigsten Bezugspersonen sind immer weniger die Eltern und immer mehr die Freunde. Außerdem sind viele Menschen in diesem Alter davon überzeugt, daß niemand sie versteht – die Erwachsenen am allerwenigsten. Aus all diesen Gründen sind die Gespräche mit Jugendlichen oft besonders schwierig. Sie schwanken zwischen dem Wunsch, alles zu erfahren, und dem Bedürfnis nach Flucht aus der Familie.

Wenn ein Jugendlicher nicht sprechen möchte, macht es wenig Sinn, ihn dazu zu zwingen. Hilfreich ist eher, ab und zu anzubieten, aufgetauchte Fragen zu beantworten. Wenn darauf keine Reaktion kommt, kann man es dabei belassen. Günstig ist es, wenn der Jugendliche bei einer Vertrauensperson seine Sorgen abladen kann. Allerdings ist es notwendig, die Jugendlichen über wichtige Veränderungen zu unterrichten. Sie müssen erfahren, was los ist und was wahrscheinlich kommen wird – egal, ob sie reden wollen oder nicht.

Mein Kind löchert mich mit Fragen

Im jugendlichen Alter sind Fragen neben dem Wunsch nach mehr Wissen besonders häufig Ausdruck großer Unsicherheit. Der Wunsch nach Wissen läßt sich mit Informationsangeboten in Form von Broschüren, Internetadressen, Gesprächen mit Ärzten und Selbsthilfegruppen beantworten. Die Unsicherheit hat gerade bei Jugendlichen häufig mehrere Wurzeln: Die Sorge um den erkrankten Elternteil besteht neben der Ungewißheit, wie das eigene Leben einzurichten ist, wenn ein Elternteil krank ist, ob man den Absprung aus der Familie schafft, ob die Eltern einen so sehr brauchen, daß man nicht gehen kann oder darf. Wenn Eltern auf diese grundlegende Unsicherheit eingehen können, entspannt sich die Situation oft.

Julie hat sich inzwischen recht gut an die Situation gewöhnt, daß ihre Mutter ab und zu zur Chemotherapie ins Krankenhaus muß, daß sie die Haare verloren hat und daß Julie selbst mehr Aufgaben in der Familie erfüllt. Trotz gelegentlicher Krisen ist sie doch insgesamt eine Stütze für die Mutter.

Als die erste Kontrolluntersuchung ansteht, wird Julie anstrengend für die Mutter: Sie stellt ständig Fragen, die die Mutter nicht beantworten kann. Sie läßt sich auch nicht vertrösten, daß das alles klarer wird, wenn die Untersuchungsergebnisse vorliegen. Irgendwann fragt der Vater Julie, was eigentlich los sei. Sie scheine durch irgend etwas äußerst beunruhigt zu sein. Was das denn sei? Julie reagiert zwar unwirsch, doch der Vater hakt nach: Ob sie sich nicht traue, das zu sagen, was sie denke? Manchmal fürchte man sich ja vor den eigenen Gedanken ... Tatsächlich kann Julie jetzt loswerden, was sie bedrückt: Sie fragt sich, was eigentlich passiert, wenn es der Mutter schlechter gehen sollte; ob sie dann wie geplant in einer anderen Stadt studieren kann, oder ob sie in dem Fall zu Hause bleiben muß, um die Familie zu versorgen. Endlich kann der Vater sie beruhigen: Falls es der Mutter schlechter gehen sollte – wovon sie nicht ausgehen –, dann werden sie auf jeden Fall eine Lösung finden, bei der Julie trotzdem studieren kann. Schließlich wollen beide Eltern, daß Julie einen guten Start in ihr eigenes Leben bekommt. Julie wirkt nach diesem Gespräch entspannter. Sie weiß jetzt, daß sie für ihre Mutter nicht die Mutterrolle übernehmen muß.

Manchmal haben Eltern natürlich auch keine Kraft oder keine Zeit, auf all die Fragen oder die dahinter stehenden Probleme einzugehen. Dann können sie die Fragen mit Hinweisen auf mögliche Informationsquellen begrenzen. Sinnvoll ist aber, zu einem anderen Zeitpunkt auf die Nöte der Jugendlichen einzugehen.

Fragen von Jugendlichen, die sie nicht zu stellen wagen

Die Frage, die alle am meisten beschäftigt, ist selbstverständlich die, ob der erkrankte Elternteil wieder gesund wird. Daran schließt sich unmittelbar an: und was, wenn nicht? Ernsthafte Fragen nach Tod und Sterben, dem Sinn des Lebens, eigenen Lebensvorstellungen gewinnen in diesem Alter an Bedeutung und verlangen nach ernsthafter Auseinandersetzung mit den Erwachsenen und Freunden.

Eine andere Frage, die sich aus dem Wissen, das Jugendliche über Krebs haben, häufig ergibt, ist, ob der Krebs erblich ist und ob sie selbst erkranken werden. Hier ist es wichtig zu unterscheiden, ob es tatsächlich ein Krebs ist, bei dem eine familiäre Häufung oder gar Vererbung eine Rolle spielt. Bei den meisten Krebsarten ist das nach heutigem Wissensstand nicht der Fall. Andere dagegen treten in einigen Familien öfter auf. Dann sollten die Jugendlichen wissen, daß sie möglicherweise irgendwann an Krebs erkranken, aber daß das keineswegs sicher so sein wird. Außerdem: Die Medizin hat in den letzten Jahren große Fortschritte gemacht. Niemand weiß, welche neuen Therapiemöglichkeiten zur Verfügung stehen werden, wenn Menschen erkranken, die heute Jugendliche sind.

Falls die Krebsart, unter der Sie oder Ihre Angehörigen leiden, familiär gehäuft vorkommt oder möglicherweise erblich ist, kann das Gespräch mit Ärzten oder humangenetischen Beratungsstellen hilfreich sein. Auch der Hinweis auf regelmäßige Kontrolluntersuchungen ab einem gewissen Alter mag wichtig und beruhigend sein, wenn Sie verdeutlichen, daß die Früherkennung einer Erkrankung auch heute schon große Heilungschancen birgt.

Reaktionen der Jugendlichen

Die Reaktionen Jugendlicher sind noch schwerer vorherzusagen als die jüngerer Kinder. Sie schwanken zwischen kindlich, gedankenlos, fordernd und erwachsen, zuverlässig. Diese Verhaltensweisen sind auch für die Jugendlichen selbst oft schwer verständlich und unberechenbar. Sie brauchen Unterstützung dabei, ihre Reaktionen zu begreifen und zu akzeptieren. Sicher werden die Eltern reifere Verhaltensweisen angenehmer finden als kindliche. Auch die Jugendlichen selbst sind in der Regel stolz auf sich, wenn sie sich erwachsen verhalten, und schämen sich, wenn sie das nicht schaffen – auch wenn sie das nicht zugeben.

Die Krebserkrankung macht allen Angst. Wenn man sich diese Angst nicht eingestehen kann, wird sie sich anders bemerkbar machen. Deshalb ist bei allen Reaktionen sowohl der Jugendlichen wie der Eltern zu bedenken, daß mit einiger Wahrscheinlichkeit nicht eingestandene Angst die Triebfeder für dieses Verhalten ist. Hinzu kommen andere Gefühle, die beachtet sein wollen. Als Eltern oder Angehörige werden Sie versuchen, den Jugendlichen zu helfen, ihre Gefühle zu spüren und zu akzeptieren. Je mehr Sie dabei Ihre eigenen Emotionen wahrnehmen und ausdrücken können, desto leichter wird Ihnen das fallen und desto eher werden Sie Vorbild sein für die Heranwachsenden. Allerdings können Sie damit rechnen, daß die Jugendlichen das nicht zugeben werden. Dazu sind Unabhängigkeit und Eigenständigkeit in diesem Alter ein zu hohes Gut.

Aggressive Reaktionen

Wenn Jugendliche aggressiv reagieren, ist zunächst eine wichtige Frage, ob dieses Verhalten schon vor der Erkrankung bestand. Wenn das der Fall war, verschärft die Erkrankung die Probleme möglicherweise, ist aber keine Ursache dafür. Dann müssen wahrscheinlich noch mehr Konflikte gelöst werden als diejenigen, die mit der Erkrankung zusammenhängen. Die Hoffnung mancher Eltern, Probleme mit den Jugendlichen würden verschwinden, wenn die Situation insgesamt krisenhaft ist, trügt in der Regel: Kinder sind weiter in der Pubertät, auch wenn ein Elternteil krank ist.

Treten die aggressiven Verhaltensweisen erst mit der Diagnose der Krebserkrankung des Elternteils auf oder verstärken sie sich in dieser Zeit deutlich, gesteht sich der Jugendliche wahrscheinlich nicht ein, wieviel Angst er hat. Angst wird besonders in dieser Lebensphase oft als Schwäche erlebt, die abgelehnt wird. Da scheint es einfacher, wütend und abweisend zu sein. Eine Möglichkeit, die Aggressionen zu kanalisieren und abzubauen, ist Sport. Je aktiver und regelmäßiger dieser Sport betrieben wird, desto besser.

Von Eltern wird jetzt eine Gratwanderung erwartet: Einerseits ist es nötig, dem Jugendlichen zu helfen, seine Gefühle auszudrücken, andererseits soll er nicht gedrängt werden, um ihn nicht zu beschämen. Gerade in Zeiten, in denen die Erwachsenen selbst so belastet sind, daß sie keine Energie für diesen Drahtseilakt haben, können Vertrauenspersonen außerhalb der Familie eine große Bedeutung gewinnen. Im Gespräch mit ihnen kann der Jugendliche etwas von seinen Sorgen und Anspannungen los werden. Manchmal können Freunde, die Eltern von Freunden oder andere Erwachsene diese Aufgabe übernehmen. Sie sollten über wichtige Veränderungen informiert werden. Gleichzeitig ist es unerläßlich, daß der Jugendliche sicher ist, daß die Gespräche mit ihm vertraulich behandelt werden und die Eltern nur etwas davon erfahren, wenn er damit einverstanden ist.

Aggressives Verhalten bis zu einem gewissen Grad zu verstehen, heißt nicht, es hinzunehmen. Wenn andere unter diesem Verhalten leiden, müssen dem Jugendlichen bei allem Verständnis doch Grenzen gesetzt werden. Er oder sie werden lernen müssen, daß sie diese Gefühle zwar haben und auch ausdrücken dürfen, aber nicht auf Kosten anderer.

Abweisende Reaktionen

Tobias ist 15 Jahre alt. Vor zwei Monaten wurde bei seinem Vater Lungenkrebs festgestellt, der jetzt behandelt wird. Immer, wenn die Eltern mit ihm sprechen wollen, egal ob über die Krankheit oder etwas anderes, weist Tobias sie zurück: Sie sollen ihn in Ruhe lassen. Er kommt noch weniger nach Hause. Eigentlich wechselt er nur noch seine Wäsche, ißt und schläft zu Hause. Die Eltern bekommen ihn kaum zu fassen. Zuerst denken sie, er wäre bei seinem besten Freund, aber dann stellt sich heraus, daß Tobias sich auch von diesem zurückgezogen hat. Schließlich eskaliert die Situation, als der Klassenlehrer mit den Eltern darüber sprechen will, was denn mit Tobias los ist.

Jugendliche, die offensichtlich Probleme haben, sich aber verschließen, brauchen besondere Hilfe. Der erste Schritt wird sein, zu versuchen, trotz des Widerstands ins Gespräch zu kommen und die eigene Sorge auszudrücken. Eltern können z.B. sagen, daß sie verstehen, daß der Jugendliche sehr belastet ist und nicht mit ihnen reden will, aber daß sie doch denken, daß er Hilfe braucht. Diese könnte er z.B. von dieser oder jener Person außerhalb der Familie bekommen. Möglicherweise können die Eltern auch Kontakt mit einer Person aufnehmen, von der sie annehmen, daß der Jugendliche ihr vertraut. Das kann ein Elternteil eines Freundes sein, Onkel oder Tanten, Lehrer oder Trainer – wo immer der Jugendliche sich aufhält und erreichbar ist. Voraussetzung dafür, daß Eltern diese Haltung überzeugend vertreten können, ist, daß sie nicht gekränkt sind, wenn sie nicht oder nicht mehr die Vertrauensperson ihres Kindes sind.

Unter Umständen wird es auch helfen, mit dem Jugendlichen über etwas ganz anderes zu reden oder etwas zu tun, was nicht mit der Krankheit zusammenhängt. Das hilft besonders dann, wenn der Jugendliche einerseits das Gefühl hat, eigentlich sei es gar nicht erlaubt, sich zu vergnügen, wenn ein Elternteil krank ist – und andererseits spürt, daß er sein eigenes Leben leben möchte. Dieser Ansatz wird wahrscheinlich nur dann Erfolg haben, wenn die erwachsene Person nicht den Hintergedanken hat: „Jetzt gehen wir zum Fußball, und dann reden wir ernsthaft!" Der Jugendliche wird das spüren und auf den Köder nicht hereinfallen. Tun Sie ihm oder ihr und sich selbst den Gefallen, einfach nur Spaß zu haben – ohne ein konkretes Ziel außer dem, eine gute Zeit miteinander zu verbringen.

Wenn der Jugendliche kein Gesprächsangebot annehmen will, sich immer weiter zurückzieht, aber offensichtlich Probleme hat, sollten die Eltern überlegen, die Hilfe einer Familienberatungsstelle oder eines Kinder- und Jugendpsychotherapeuten in Anspruch zu nehmen. Es wäre schlimm, wenn die Probleme so groß würden, daß sie dauerhafte Folgen hätten.

Überfürsorglichkeit

Jugendliche sind unter Umständen stolz darauf, zeigen zu können, wie erwachsen sie sind und handeln. Die Erleichterung, die das für die Eltern bedeutet, liegt auf der Hand. Allerdings besteht die Gefahr, daß das Kind die Elternrolle einnimmt. Das ist vorübergehend sicher unproblematisch, aber wenn dieser Zustand länger andauert, wird der Heranwachsende seine eigenen Bedürfnisse vernachlässigen und sich überfordern. Die Eltern können darauf achten, daß die Interessen der Jugendlichen nicht zu kurz kommen. Manchmal muß man sie richtig weg schicken, damit sie zum Sport gehen oder Freunde besuchen.

Ab und zu werden Jugendliche auch zu Vertrauten eines Elternteils. Auch darauf sind viele stolz und gleichzeitig überfordert. Wichtig ist deshalb für die Erwachsenen, daß sie gleichaltrige Vertraute haben, um die Kinder zu entlasten.

Katharinas Mutter ist vor vier Jahren an Brustkrebs erkrankt. Nach der Therapie damals war soweit alles in Ordnung, und die Familie kehrte zur Normalität zurück. Vor drei Monaten wurde aber bei einer Kontrolle erneut etwas festgestellt. Jetzt geht das ganze Programm wieder los. Die 16jährige Katharina hat nun vieles übernommen: Sie bewältigt neben der Schule große Teile des Haushalts, hilft dem kleinen Bruder und ist auch für den

Vater da, der mit der neuen Situation schwer zurecht kommt. Katharina wirkt unermüdlich, klagt nicht und ist in jeder Hinsicht eine große Stütze.
Als die Mutter nach der zweiten Chemotherapie nach Hause kommt, fällt ihr auf, wieviel Katharina tut und wie wenig Zeit sie für sich hat. So dankbar die Mutter dafür ist, so sehr sorgt sie sich aber auch um ihre Tochter. Als sie Katharina fragt, ob ihr nicht alles zuviel wird, schüttelt die den Kopf: „Nein, nein. Das geht schon!" Die Mutter ist nicht überzeugt und bespricht mit dem Vater, wie Katharina zu helfen wäre. Sie beschließen, daß für die Zeit, wenn es der Mutter nicht so gut geht, Angebote aus der Nachbarschaft angenommen werden sollen, einige Hausarbeiten zu erledigen. Die Unterstützung des kleinen Sohnes kann die Mutter wieder übernehmen. Diskussionen zwischen den Eltern gibt es allerdings, als die Mutter ihren Mann darauf anspricht, daß Katharina sein „Sorgen-Mülleimer" ist. Der Vater weist das von sich: Er komme gut alleine zurecht. Die Mutter wird ärgerlich: „Wie soll Katharina denn lernen, Hilfe anzunehmen, wenn du ihr darin kein Vorbild bist?" Schließlich akzeptiert er, was seine Frau sagt. Er spricht danach öfter mit einem guten Freund und dem Psychologen im Krankenhaus über seine Ängste und Sorgen.
Um Katharinas Mühen anzuerkennen und sie regelrecht aus ihrer Verantwortung zu entlassen, schenken die Eltern ihr einen gemeinsamen Abend mit Kino und Essen gehen.

Schul- und Arbeitsprobleme

Für alle Menschen ist es schwer, sich in einer seelisch sehr belasteten Situation auf andere Dinge zu konzentrieren – oder sich überhaupt mit etwas zu beschäftigen. Jugendliche bekommen deshalb unter Umständen Probleme in der Schule oder Ausbildung. Lehrer oder Ausbilder sollten über die familiäre Situation informiert werden. Sie können dann besser auf die Probleme der Jugendlichen eingehen.

Manchmal ist es möglich, mit dem Heranwachsenden herauszufinden, wo das Problem genau liegt: Sind es Ängste, die ihn von der Konzentration abhalten? Fühlt er sich überfordert von den alltäglichen Aufgaben? Bestehen ganz andere Probleme, z.B. Liebeskummer? Was könnte dagegen getan werden? Schon die Aussprache bringt häufig eine gewisse Entlastung – und sie ist die Voraussetzung dafür, das Problem anzupacken.

Wichtig ist aber auch, den Jugendlichen klar zu machen, daß die Erkrankung eines Elternteils kein Freibrief für schlechte Leistungen ist. Ein Vater formulierte das gegenüber seinem Sohn so: „Mutters Aufgabe ist es, alles zu tun, um gesund zu werden. Meine Aufgabe ist es, dafür zu sorgen, daß alles möglichst glatt läuft. Und deine Aufgabe ist es, deine Leistungen in der Schule zu bringen und ein bißchen zu helfen!“ Sie erwarten sicher nicht, daß Ihr Kind von dieser Haltung begeistert sein wird. Aber es wird sie hoffentlich übernehmen. Wenn sich Konflikte in der Schule oder am Arbeitsplatz häufen, wird der Heranwachsende mehr Hilfe brauchen, vielleicht auch von Beratungsstellen, um einer Verfestigung der Probleme entgegen zu wirken.

Umgang der Eltern mit eigenen Gefühlen

Die Gefühle, die bei einer Krebserkrankung ausgelöst werden, sind häufig überwältigend und schwer zu kontrollieren. Trotzdem wollen viele Eltern ihren Kindern ihre Ängste und Sorgen nicht zeigen. Diese Anstrengung wird oft umsonst sein: Die Kinder spüren, daß etwas nicht stimmt. Gleichzeitig wird ihnen die Botschaft vermittelt: „Darüber redet man nicht!“ Die Konsequenz liegt auf der Hand: Die Kinder und Jugendlichen bleiben allein mit ihren Gefühlen. Die Eltern können ihren Kindern helfen, indem sie sich selbst erlauben, die eigenen Gefühle auszudrücken. Natürlich werden sie den Kindern nicht jede Gefühlsschwankung zumuten, aber die

Jugendlichen dürfen durchaus wissen, daß Mutter oder Vater Angst haben, gereizt oder traurig sind, und was die Gründe dafür sind. Damit werden sie Vorbilder für die Jüngeren, die außerdem erfahren, daß es zwar nicht angenehm ist, besorgt zu sein, aber eben doch normal.

Probleme tauchen auf, wenn Eltern ihre Kinder als Gesprächspartner brauchen. Gerade weil Jugendliche schon auf dem Weg zum Erwachsen-Sein sind, werden sie leicht überschätzt. Sie werden überfordert, besonders wenn sie stolz darauf sind, für Mutter oder Vater so wichtig zu sein. Auch Loyalitätskonflikte können für Jugendliche unerträglich werden: Wenn ein Elternteil sich beim Jugendlichen beklagt, welche Einschränkungen durch die Erkrankung des anderen Elternteils hingenommen werden müssen, ist der Jugendliche hin und her gerissen: einerseits versteht er die Klage, empfindet es vielleicht selbst genauso, andererseits möchte er den Kranken verteidigen. Diesen Konflikten können Eltern begegnen, indem sie dafür sorgen, daß sie selbst über erwachsene Unterstützung verfügen.

Aufgaben in der Familie

Häufig müssen die Aufgaben in der Familie vorübergehend oder dauerhaft neu verteilt werden. Dabei hilft eine Familienkonferenz, bei der alle Arbeiten aufgelistet und dann gemeinsam aufgeteilt werden. Dabei kann nicht nur der Zeitaufwand Kriterium für die Verteilung sein, sondern auch die Frage, wer etwas besonders gut kann oder gern tut. Sinnvoll ist, bei der Gelegenheit auch den Zeitrahmen zu besprechen, in dem etwas erledigt werden muß. Je klarer diese Absprachen sind, desto größer die Chance, daß sie halbwegs eingehalten werden.

Die Eltern können gemeinsam überlegen, was sie von ihren jugendlichen Kindern erwarten können. Unrealistisch wäre es z.B. zu erwarten, daß Kinder gern und stets pünktlich die

Aufgaben erfüllen. Oft ist es für Heranwachsende akzeptabler, wenn sie ihre Aufgaben in einem gewissen Zeitraum und nicht zu einem genauen Zeitpunkt erledigen müssen. Wenn etwas wirklich wichtig ist und die Eltern sich unbedingt darauf verlassen müssen, daß es rechtzeitig ausgeführt wird, sollte man es den Jugendlichen erklären – dann klappt es häufig auch. Insbesondere dann, wenn die wichtigen Dinge wirklich wichtig sind und die Jugendlichen nicht das Gefühl haben müssen, ständig in die Verantwortung genommen zu sein, zeigen sie oft umsichtiges und verantwortungsvolles Verhalten.

Hilfe bei der Beaufsichtigung kleinerer Geschwister ist manchmal nötig. Bei dieser Aufgabe muß aber darauf geachtet werden, daß die Autorität eine zeitlich begrenzte ist und nicht dazu führen darf, daß die kleineren Geschwister vom Älteren ständig kontrolliert werden. Hier ist sicher besonderes Fingerspitzengefühl gefragt. Gleichzeitig sollten die Erwachsenen bedenken, daß das Aufpassen auf kleine Geschwister für die meisten Jugendlichen ein echtes Opfer ist.

Wenn eine besondere Aufgabe gut erledigt wurde, freuen sich die Jugendlichen neben Lob auch über eine praktische Anerkennung, z.B. extra langen Ausgang am Wochenende. Ab und zu kann auch die Erledigung der alltäglichen Dinge durch eine solche Bestätigung gefördert werden. Schließlich freuen wir Erwachsenen uns ja auch über eine Lohnerhöhung als Anerkennung unserer Leistungen.

Alltagsgestaltung

Von jugendlichen Kindern wird oft erwartet, daß sie bei einer Erkrankung mehr Aufgaben in der Familie übernehmen. Gleichzeitig haben viele Jugendliche aber Verabredungen und Verpflichtungen außerhalb der Familie. Es müssen Kompromisse zwischen den Beteiligten ausgehandelt werden. Je früher die Jugendlichen deshalb informiert werden über das, was wahrscheinlich auf sie zukommt und was von ihnen erwartet wird, desto eher können sie sich darauf einstellen. Aber erwarten Sie bitte nicht, daß der oder die Jugendliche klaglos Ihre Wünsche erfüllt. Wahrscheinlich wird es immer wieder zu Auseinandersetzungen kommen, ob die Aufgaben leistbar sind. Dazu gehört mit einiger Wahrscheinlichkeit auch das Schimpfen über die „blöde Krankheit", die alle Pläne umwirft. Das werden Sie selbst sicher auch ab und zu denken – aber vielleicht nicht wagen, es so offen auszusprechen.

Der 15jährige Tobias, dessen Vater an Lungenkrebs erkrankt ist, hat sich inzwischen etwas geöffnet. Er redet wieder mit seinen Eltern, wenn auch nicht gern. Sein Vater ist durch die Behandlung angeschlagen. Tobias muß einige Aufgaben übernehmen, die vorher die Eltern erledigten. Immer wieder gibt es Streit, weil die Eltern meinen, daß er nichts tut. Tobias selbst findet, daß er der Familie reichlich Zeit opfert.
Eines Abends ist die Mutter wütend, weil Tobias weder den Mülleimer hinausgebracht, noch die Spülmaschine ausgeräumt hat. Zur Strafe soll er am nächsten Tag zu Hause bleiben und helfen. Tobias schreit: „Diese blöde Krankheit! Alles macht ihr mir kaputt! Kein anderer muß so viel helfen wie ich!" Die Mutter wird nun auch laut: „Meinst du, mir macht das Spaß? Keiner von uns hat sich das Ganze ausgesucht! Wir müssen alle mehr tun als früher. Und ab und zu auch mehr als wir meinen zu können!" Nach einem Wortgefecht knallt Tobias die Tür zu seinem Zimmer zu. Die Mutter überlegt, ihm nachzugehen, wartet dann aber doch lieber, bis sie sich selbst etwas beruhigt hat. Dann spricht sie noch einmal mit ihrem Sohn: „Tobias, wir sind alle im Moment ziemlich gereizt. Und ich weiß ja nicht, wie das bei dir ist, aber ich mach mir einfach immer mal wieder Sorgen um den Vater." Tobias nickt leicht und brummelt etwas. Die Mutter nutzt die Gelegenheit: „Gibt es irgend etwas, was dich speziell beschäftigt? Eine Sorge oder eine Frage?" Aber darauf steigt Tobias

nicht ein. „Wenn du das Gefühl hast, du müßtest zuviel tun, sollen wir uns denn noch einmal zusammensetzen und die Aufgabenverteilung besprechen?" Aber Tobias mußte vorhin wohl nur mal Dampf ablassen. Jetzt lenkt er ein: „Nee, ist schon okay." Später räumt er die Spülmaschine aus und trägt den Müll hinaus.

Zeit miteinander

Je belasteter die Situation, desto mehr wünschen sich viele Erwachsene, daß die Familie Zeit mit- und füreinander hat. Für die Jugendlichen verstärkt sich in solchen Zeiten eher noch der Wunsch, aus der Familie herauszukommen. Hier ist Ärger vorprogrammiert. Wenn Ihre Tochter oder Ihr Sohn mehr Zeit außerhalb der Familie verbringen will, lassen Sie sie oder ihn – wenn die vereinbarten Aufgaben erledigt sind. Wenn die Eltern es schaffen, ihr Kind ohne Groll ziehen zu lassen und gleichzeitig die Tür offen zu halten, ist die Wahrscheinlichkeit am größten, daß das Kind früher oder später wieder zu dieser Tür hereinkommt.

Bedeutung der Freunde

Viele Mädchen, aber auch Jungen besprechen mit ihren Freundinnen oder Freunden die intimsten Dinge. Andere, häufiger die männlichen Jugendlichen, haben eher konkurrierende Beziehungen zu ihren Freunden, mit denen weniger über Probleme gesprochen wird. Einige haben nur sehr wenige Freunde, sind vielleicht auf der Suche, wohin sie gehören, andere scheinen ihren Platz in einem größeren Kreis gefunden zu haben. Für alle aber gilt, daß die Freunde in gewisser Weise wichtiger sind als die Eltern, gerade wenn es um das Besprechen von Problemen geht. Wichtig ist, daß *irgendjemand* zum Reden da ist.

Schwierig wird es, wenn die Eltern nicht wollen, daß etwas von ihrer Erkrankung außerhalb der Familie bekannt wird. Dann haben Jugendliche nur zwei Möglichkeiten: Entweder sie ziehen sich von ihren Freunden zurück und vereinsamen, oder sie ignorieren offen oder heimlich das Verbot der Eltern. Beide Alternativen sind sicher nicht wünschenswert. Wenn Eltern nicht wollen, daß die Freunde der Kinder etwas von der Erkrankung erfahren, sollten sie zunächst überlegen, warum das so ist. Wahrscheinlich kommen sie noch nicht mit der Erkrankung zurecht und brauchen selbst Hilfe. Wenn sie sich aber – aus welchen Gründen auch immer – dafür entschieden haben, nichts nach außen dringen zu lassen, sollte dieses Gebot zeitlich befristet sein (bis die Chemotherapie vorbei ist, bis die genauen Ergebnisse vorliegen, bis ich mich an den künstlichen Ausgang gewöhnt habe ...). Eine andere Möglichkeit ist, dem Jugendlichen zu erlauben, mit ein oder zwei ausgewählten Freunden zu sprechen. Vielleicht wollen Sie als Eltern mit diesen Freunden dann auch direkt Kontakt aufnehmen.

Manchmal ziehen Jugendliche sich auch von sich aus von Freunden zurück. Ein Grund kann sein, daß sie sich schämen für die Erkrankung des Elternteils, die Probleme zu Hause, ihre eigenen Gefühle, ihre Sorge um den Elternteil – all das ist nicht „cool“. Es kommt dem Anspruch der Jugendlichen nicht nach, daß sie unabhängig und ganz anders als die Eltern sein sollen. Eine große Entlastung kann dann sein, wenn sie erleben, daß sie nicht allein mit diesen Problemen sind. Manchmal finden sie andere Jugendliche in vergleichbaren Situationen, manchmal kann auch eine Selbsthilfegruppe für Erwachsene weiterhelfen. Über sie können Eltern unter Umständen andere Erkrankte kennen lernen, die auch Kinder in dem Alter haben.

Um Freundschaften zu pflegen, brauchen Jugendliche genügend Zeit. Deshalb sollten ihnen nicht so viele Aufgaben aufgetragen werden, daß sie ihre Freunde vernachlässigen müssen. In dieser Frage gehen allerdings die Einschätzungen von Eltern und Kindern oft auseinander.

Musik

Für viele Jugendliche ist Musik eine wesentliche Möglichkeit, völlig abzuschalten. Einige spielen vielleicht selbst ein Instrument oder singen. Die meisten hören ihre Musik. In vielen Familien ist insbesondere die Lautstärke ein ständiger Konfliktstoff. Gerade wenn die Nerven sowieso nicht die besten sind, kann dieser Streit eskalieren. Da helfen am besten Kopfhörer.

C. Verschiedene Erkrankungsstadien

1. Wenn der Krebs festgestellt ist – Diagnose und Primärbehandlung

Eine Krebsdiagnose bedeutet immer einen Schock für eine Familie. Vielleicht ging es den Betroffenen einige Zeit nicht gut, und eine Reihe Arztbesuche und Untersuchungen liegt schon hinter ihnen. Möglicherweise ging der Diagnose aber auch nur eine Früherkennungsuntersuchung voraus, deren Ergebnis ohne böse Vorahnung erwartet wurde. In jedem Fall aber verursachen die Diagnose und die notwendige Behandlung Angst und werfen den Alltag durcheinander.

Alle Kinder, unabhängig von ihrem Alter, spüren, daß etwas nicht stimmt. Sie entwickeln ihre eigenen Vorstellungen darüber, was da los sein könnte, wenn die Eltern plötzlich unruhig, gereizt, möglicherweise im Krankenhaus oder bei Ärzten sind. Die Phantasien der Kinder können nahe an der Realität sein; sehr häufig aber werden sie die starke Angst der Erwachsenen spüren und mit schlimmen Bildern in Verbindung bringen. Als Erkrankte oder als Angehörige wissen Sie vielleicht noch, wie es war, als Sie schon erfahren hatten, daß es etwas Bösartiges ist, aber die Diagnose und die Therapie noch nicht endgültig klar waren. In dieser Zeit sind die Befürchtungen oft noch viel schlimmer als das, was dann kommt. Und selbst dann, wenn sich die Befürchtungen bestätigen, tritt ein bißchen Ruhe ein, weil man sich nun auf die neue Situation einstellen kann. Ähnlich ergeht es den Kindern: fast immer sind die Phantasien schlimmer als die

Realität. Deshalb ist es wichtig, den Kindern möglichst früh die Wahrheit zu sagen.

Manchmal ist aber die Realität genauso schrecklich, wie man befürchtet hat. Wenn man dann mit den Kindern nicht spricht, werden sie das Gefühl haben, nicht reden und nicht fragen zu dürfen. Das läßt sie einsam werden. Wahrscheinlich kommen die Probleme dann an anderer Stelle heraus.

Andreas Vater ist an Blasenkrebs erkrankt. Bei der notwendigen Operation wurde ihm ein künstlicher Ausgang, ein Urostoma, angelegt. Damit kommt er gut zurecht. Nach Abschluß der ganzen Behandlung geht er wieder seinem Beruf nach und treibt Sport. Eigentlich ist alles so wie immer. Nur die 8jährige Andrea hat sich verändert: Sie ist launisch und aggressiv geworden; ihre Schulleistungen sind abgefallen.
Bei einer Kontrolluntersuchung berichtet der Vater nebenbei von diesem Problem. Im Gespräch stellt sich dann heraus, daß Andrea „offiziell" kaum etwas von der Erkrankung des Vaters weiß. Ihr wurde nur gesagt, daß er „wegen etwas im Bauch" ins Krankenhaus und anschließend immer wieder zum Arzt mußte. Der Vater meint, sie sehe doch die Utensilien, die er zur Stomapflege braucht; da könne sie sich doch denken, was los sei. Er hat Angst, sie mit dem Wort „Krebs" zu konfrontieren, und weiß nicht, wie er es ihr sagen soll. Nachdem er sich aber doch ein Herz gefaßt und Andrea ausführlich informiert hat, entspannt sich das Mädchen. Ein gemeinsames Gespräch im Krankenhaus gibt ihr zusätzliche Sicherheit.

Wichtig ist also eine frühe, altersentsprechende Information der Kinder. Damit wird falschen Vorstellungen und übertriebenen Ängsten zumindest teilweise vorgebeugt.

Im Krankenhaus

Wenn der erkrankte Elternteil im Krankenhaus ist, wird die restliche Familie dort einen Besuch machen wollen. Viele Kinder befürchten, daß sie nicht die Wahrheit erfahren und Mutter oder Vater in Wirklichkeit viel kränker ist, als ihnen gesagt wird. Sich mit eigenen Augen davon zu überzeugen, daß das nicht stimmt, gibt den Kindern Sicherheit. Zusätzlich kann man ihnen anbieten, daß sie selbst mit den behandelnden Ärzten und dem Pflegepersonal sprechen. Für Schulkinder und Jugendliche können solche Gespräche wichtig sein, aber auch noch jüngere Kinder reagieren positiv auf kurze Kontakte mit den Behandlern.

Der Vater des 3jährigen Dennis und des 8jährigen Kevin hat Leukämie. Die Diagnose kam sehr überraschend. Er mußte sofort im Krankenhaus bleiben. Nun hat die Mutter den beiden Jungen gesagt, daß das Blut vom Vater krank ist, daß die Krankheit Leukämie heißt und der Vater deshalb einige Wochen im Krankenhaus bleiben muß. Diese Information reicht Dennis erstmal. Er wendet sich seinen Spielsachen zu. Kevin dagegen will mehr wissen. Die Mutter erklärt ihm, so gut sie es selbst weiß, wie die Lage ist und was das für die Familie und den Alltag der Kinder bedeutet. Schließlich bietet sie den Jungen an, am nächsten Tag den Vater zu besuchen. Dennis macht sich gleich auf, um seine neuesten Bilder für den Vater zu suchen. Kevin dagegen ist hin und her gerissen, ohne sagen zu können, warum. Die Mutter tippt: „Könnte es sein, daß du Angst hast, wie der Papa aussieht?" Kevin nickt.

Auf den Krankenhausbesuch kann das Kind vorbereitet werden, indem man ihm in etwa sagt, was es dort erwartet. Liegt die Mutter allein im Zimmer? Hat sie sich äußerlich verändert? Ist der Vater nach einer Operation bettlägerig? Gibt es andere Einschränkungen? Gibt es gar keine Einschränkungen? Gelegentlich sind besondere Verhaltensweisen notwendig: Vielleicht muß ein Mundschutz getragen oder der Elternteil darf nicht umarmt werden. Wenn sich der gesunde Elternteil jetzt möglichst normal verhält, zeigt er dem Kind, daß es sich auch so verhalten kann.

Wenn man genügend Dinge zur Beschäftigung einpackt, werden sich die meisten Kinder nach kurzer Zeit ganz unproblematisch im Zimmer bewegen: Spiel- und Malsachen, Bilderbücher, Gesellschaftsspiele; selbst Hausaufgaben können im Krankenhaus erledigt werden. Fast alle Kinder möchten von ihren eigenen Erlebnissen berichten. Allerdings ist für jüngere Kinder nichts langweiliger als Krankenbesuche, bei denen nur geredet wird. Älteren Kindern ist dagegen oft ein Gespräch wichtig, um zu verstehen, was los ist. Gemeinsame Aktivitäten ermöglichen den Kindern wie Erwachsenen ein Stück Gemeinsamkeit und Nähe.

Je jünger das Kind, desto unproblematischer wird es sich auf die neue Situation einstellen, wenn die Eltern selbst halbwegs zurechtkommen. Je älter das Kind, desto mehr Zeit sollte man ihm lassen und desto mehr Informationen braucht es.

Will ein Kind den Besuch beenden, ist es am besten auch zu gehen. Dann wird es das nächste Mal leichter wieder mit kommen, als wenn auf seine Wünsche nicht eingegangen wurde.

Wenn ein Kind nicht mit ins Krankenhaus kommen will, kann es ermutigt werden, und man kann möglicherweise herausfinden, vor was es zurückschreckt. Manchmal ändert es dann seine Meinung. Tut es das nicht, dann sollte es nicht gedrängt werden. Wahrscheinlich wird es Schuldgefühle haben, weil es den kranken Elternteil nicht besuchen will. Um hier eine negative Spirale zu verhindern, kann das Kind etwas für den Erkrankten tun: ein Bild malen, einen Brief schreiben oder etwas basteln. Vielleicht möchte es auch ein Kuscheltier verleihen. Dies kann dann quasi stellvertretend für das Kind ins Krankenhaus wandern.

Nach der Rückkehr aus dem Krankenhaus erwarten die meisten Kinder, daß alles wieder so ist wie früher. Das stimmt aber oft nicht: Der Erkrankte ist möglicherweise leicht erschöpfbar, gereizt, manchmal sind auch bleibende Einschränkungen zu verkraften. Vielleicht ist der Vater noch geschwächt von der Chemotherapie, oder die Mutter muß wegen einer Operationsnarbe noch vorsichtig sein. Wenn die Kinder das vor der Rückkehr wissen, können sie sich besser darauf einstellen.

Auf die vorübergehenden und die bleibenden, auf die körperlichen und seelischen Veränderungen sollten die Kinder unbedingt vorbereitet sein, ehe der kranke Elternteil nach Hause kommt. Wenn die Probleme nicht andauern werden und Sie eine ungefähre Idee von der Zeitspanne haben, kann es den Kindern helfen, wenn Sie sie auch darüber informieren.

Insbesondere wenn ein Elternteil über längere Zeit weg war, brauchen alle Familienmitglieder Zeit, sich wieder aneinander zu gewöhnen. Lassen Sie sich und den Kindern diese Zeit! Die Kinder benötigen vielleicht zu Beginn auch die ausgesprochene Erlaubnis, zu Freunden zu gehen und Spaß außerhalb der Familie zu haben. Zur neuen, alten Normalität gehört auch, daß Ausnahmezustände beendet werden und alles wieder in die normalen Bahnen zurück gelenkt wird. Möglicherweise hat, während die Mutter im Krankenhaus war, niemand so richtig darauf geachtet, daß die Schularbeiten vor dem Spielen gemacht wurden. Das wird nun wieder anders. Aber auch jetzt muß dem Kind Zeit eingeräumt werden, seine Fragen und Sorgen loszuwerden. Fragen sind nach wie vor wichtig.

Sicherungsnetze spannen

Viele Kinder funktionieren in der Krisensituation zu Hause recht gut. Sie wollen die Eltern nicht noch stärker belasten.

Dafür können in Kindergarten oder Schule, bei Freunden oder bei Hobbys Verhaltensschwierigkeiten auftauchen. Die Information wichtiger Bezugspersonen des Kindes außerhalb der Familie hilft, ein Frühwarnsystem zu installieren, falls das Kind außerhalb der Familie Probleme mit der Krankheit deutlich macht. Man sollte vertrauenswürdige Erwachsene über die Situation informieren und sie bitten, sich bei Auffälligkeiten zu melden. Sie können möglicherweise das Kind unterstützen, wo es sinnvoll erscheint. Daß dies geschieht, müssen die Kinder wissen. Manche Kinder wollen nicht, daß z.B. der Klassenlehrer informiert wird. An dieser Stelle werden die Eltern aber über die Wünsche der Kinder hinweg entscheiden. Lehrer bzw. Kindergärtnerinnen sollten möglichst sofort erfahren, was los ist und wie es in nächster Zeit weitergeht. Auch wichtige Veränderungen sollten ihnen rasch mitgeteilt werden. In der Regel wird in der Schule Klassenlehrerin oder Klassenlehrer informiert. Wenn diese nicht vertrauenswürdig sind, kann man unter Umständen andere Personen einschalten. Auch Religions-, Sport- oder Kunstlehrerinnen kämen z.B. in Frage.

Eltern von guten Freunden der Kinder können ebenfalls wichtige Verbündete sein. Ab und zu können sie dem Kind einen Schutzraum und eine „Ersatzfamilie" zum Auftanken bieten. Außerdem ist hier oft praktische Unterstützung zu haben: Hilfe bei Hausaufgaben, wenn der Vater nicht zur Verfügung steht; ein Platz zum Mittagessen, wenn die Eltern zum Arzt müssen; ein Erwachsener, mit dem das Kind über seine Sorgen reden kann, ohne die Eltern zu belasten. Andere mögliche Hilfspersonen können Fußballtrainer, Nachhilfelehrer, Pfarrer oder ganz andere sein. Vielleicht überlegen Sie auch mit dem Kind gemeinsam, wem es vertraut. Diese Person sollte dann möglichst auf dem aktuellen Stand der Entwicklung gehalten werden, damit sie oder er sachlich richtig mit dem Kind sprechen kann.

Nicht alle Eltern wollen, daß alle möglichen Leute Bescheid wissen. Deshalb ist es gut, wenn zwischen Eltern und Kindern Einvernehmen hergestellt werden kann, wer die Vertrauenspersonen sind. Je nach Alter und Temperament des Kindes wird es manchmal sinnvoll sein, mit ihm auch zu besprechen, wer nicht informiert werden soll. Es wird nicht immer gewährleistet sein, daß das Kind sich daran halten kann. Deshalb sollten diese Absprachen nicht allzu rigoros sein.

Für das Kind ist es sicher am leichtesten, wenn es mit seinen Freunden über die Erkrankung reden kann, wie und wann es möchte. Fast immer wird sie kurz Thema sein, dann aber von interessanteren, aktuelleren Dingen abgelöst werden. Je lockerer die Eltern mit den Freunden der Kinder auch in Hinsicht auf die Krebserkrankung umgehen können, desto unproblematischer ist die Reaktion. Je kleiner die Kinder, desto interessierter und direkter werden die Fragen sein – aber desto schneller wird das Thema auch wieder fallen gelassen.

Nach der Behandlung

Häufig bleiben eine allgemeine Sorge und Gereiztheit der Eltern längere Zeit bestehen. Wenn die Kinder wissen, daß das nichts mit ihnen zu tun hat, können alle Beteiligten diese Gefühle und Stimmungsschwankungen etwas besser ertragen – auch wenn das nicht leicht ist.

Kontrolluntersuchungen sind für die Erwachsenen immer wieder mit Sorge verbunden: Was kommt dabei heraus? Ist alles in Ordnung? Jüngere Kinder spüren die Unruhe; ältere Kinder wissen um die Gefahr. Sie alle an der Erleichterung teilhaben zu lassen, wenn die Ergebnisse gut sind, verbindet.

Was man sich bei der Diagnoseeröffnung gar nicht vorstellen kann, trifft doch für die meisten Menschen mit einer Krebserkrankung zu: Nach dem Ende der Behandlung kommt der Alltag zurück. Nicht selten haben sich Einstellungen durch die Erkrankung verändert. Gleichzeitig genießen es Betroffene und ihre Angehörigen, wenn die Normalität wieder ihren Einzug hält – mit ihren Freuden und Ärgernissen. Je gewohnter der Alltag weitergeht, desto leichter verkraften Kinder und Erwachsene die schwierige Situation.

2. Wenn der Krebs erneut ausbricht oder fortschreitet – Rezidiv und Progreß

Das Wiederauftreten einer Krebserkrankung ist für alle Menschen ein Schock. Nicht wenige empfinden es noch schlimmer als die Erstdiagnose. Manchmal hat man vielleicht schon damit gerechnet. Dann mag man das Gefühl haben, die schlimmsten Befürchtungen würden bestätigt. Einige Betroffene gingen nach der ersten Erkrankung und Therapie davon aus, jetzt gesund zu sein. Unter Umständen haben die Ärzte ihnen das auch nahegelegt. Und nun diese Enttäuschung! Besonders wenn die Ärzte vorher zu verstehen gegeben hatten, daß man nach der ersten Behandlung wieder gesund sei, kann es schwer sein, weiterhin in ihre Aussagen Vertrauen zu haben. In der Regel kann man aber davon ausgehen, daß die Ärzte tatsächlich angenommen haben, der Krebs sei beseitigt – zumindest mit einer bestimmten Wahrscheinlichkeit. In vielen Fällen haben die Mediziner aber auch darauf hingewiesen, daß ein Fortschreiten der Erkrankung nicht auszuschließen ist. Diese Aussage ist schwer zu akzeptieren und wird manchmal von den Betroffenen gar nicht wahrgenommen.

Wenn Sie als selbst Erkrankte oder Angehörige sich diese Zusammenhänge vor Augen halten – die Versicherungen oder Warnungen der Mediziner, Ihre eigene Hoffnung und Enttäuschung und Ihr Mißtrauen, wenn die Vorhersagen nicht zutreffen –, verstehen Sie wahrscheinlich auch die heftigen Reaktionen Ihrer Kinder leichter, wenn deren Zuversicht, daß Mutter oder Vater dauerhaft gesund sind, zerbricht.

Auch Ihre Kinder werden vielleicht abweisend, enttäuscht und mißtrauisch reagieren. Sie wissen nicht mehr, ob sie Hoffnung haben und den positiven Aussagen der Erwachsenen glauben dürfen. Fragen, ob es je wieder ein Leben ohne Krankheit geben, ob der kranke Elternteil wieder gesund wird oder ob er oder sie sterben muß, drängen sich auf. Die Aufgabe, den Kindern die Wahrheit zu sagen, ist oft schwer zu erfüllen. Um das Vertrauen der Kinder, daß sie wichtige Dinge erfahren, zu stärken oder auch zurückzugewinnen, ist die altersentsprechende Information unbedingt notwendig. Dazu gehört unter Umständen auch, den Kindern die eigene Enttäuschung mitzuteilen, damit sie nicht das Gefühl haben, die Eltern hätten sie früher belogen.

Michaela ist 9 Jahre alt. Ihr Vater ist vor vier Jahren an Nierenkrebs erkrankt. Nach der Operation und Chemotherapie waren die Eltern davon ausgegangen, daß der Vater wieder gesund sei. Die ganze Familie war sehr erleichtert, als die harte Zeit der Therapie vorbei war. Nun sind bei einer Kontrolluntersuchung Metastasen festgestellt worden. Als die Eltern das Michaela sagen, schreit sie: „Aber ihr habt doch gesagt, jetzt wäre der Papa wieder gesund! Ihr habt gelogen!" Die Eltern sind sehr erschrocken und auch ärgerlich. Schließlich haben sie Michaela immer gesagt, wie der Stand ist. Das versucht der Vater ihr zu erklären: „Wir sind doch selbst davon ausgegangen, daß jetzt alles in Ordnung ist. Du kannst uns glauben, daß wir dich nie angelogen haben. Jetzt müssen wir alle sehen, wie wir mit der neuen Situation zurecht kommen."
Die Eltern erläutern Michaela die geplante Behandlung. Die unausgesprochene Frage, ob sie helfen wird und wenn ja, wie lange, wagt im Moment noch niemand zu stellen. Sie wird später aufgenommen werden.

Manchmal hoffen die Erwachsenen, die Kinder gar nicht mit den Sorgen, die eine Krebserkrankung mit sich bringt, belasten zu müssen. Auch wenn die Kinder genau spüren, daß etwas nicht stimmt, kann es eine stillschweigende Übereinkunft geben, nicht darüber zu reden. Spätestens aber, wenn die Krankheit wieder auftritt, sollten die Kinder informiert werden. Diese Gespräche sind fast immer schwieriger, als wenn die Kinder von Anfang an Bescheid wußten. Jetzt müssen die Eltern zusätzlich zu den Inhalten noch erklären, warum sie so lange geschwiegen haben.

Falls Sie vor dieser Aufgabe stehen, hilft nur, den Kindern reinen Wein einzuschenken: Sie können ihnen sagen, daß Sie bisher gehofft hatten, sie nicht belasten zu müssen, vielleicht auch, daß es Ihnen selbst schwer fällt, darüber zu reden. Jetzt aber zeichnet sich ab, daß die Zeit der Belastung noch nicht zu Ende ist, und deshalb sollten die Kinder endlich auch Bescheid wissen. Falls es Ihren Gefühlen entspricht, können Sie auch mitteilen, daß es Ihnen leid tut, den Kindern so lange etwas vorgemacht zu haben, und daß Sie sie ab jetzt einbeziehen wollen.

Pläne für den Fall der Fälle

Beim Wiederauftreten der Krebserkrankung setzen sich viele Betroffene noch einmal verstärkt mit Fragen nach Sterben und Tod auseinander. Für Eltern hängt oft die Unsicherheit damit zusammen, was mit den Kindern passiert, wenn sie nicht mehr leben. Insbesondere Alleinerziehende stellen sich diese Frage. Aber auch für Kinder ist das ein brennendes Problem: Was passiert eigentlich mit mir, wenn Mutter oder Vater stirbt? Selbst Kindergartenkinder fragen sich das auf ihre Art. Gleichzeitig scheuen sich die meisten Erwachsenen und Kinder, diese Frage offen anzusprechen. Nicht wenige befürchten, dann aufzugeben oder den anderen zu sehr mit eigenen Sorgen zu belasten. Dabei ist eine Regelung für alle Beteiligten eher eine Beruhigung.

Carolin ist 12 Jahre alt, ihr Bruder Leo 8. Sie leben mit ihrer Mutter zusammen. Der Vater lebt mit seiner neuen Lebensgefährtin in einer anderen Stadt. Die Kinder besuchten ihn seit der Trennung der Eltern vor fünf Jahren regelmäßig. Als die Mutter vor drei Jahren an Eierstockkrebs erkrankte, nahm der Vater die Kinder während der Behandlung der Mutter an jedem Wochenende zu sich. Die Woche über blieben sie bei Susanne, einer Freundin der Mutter, die in der Nachbarschaft wohnt und selbst eine Tochter in Carolins Alter hat.
Eigentlich hatten alle geglaubt, inzwischen sei die Mutter wieder ganz gesund. Um so schockierter sind sie, als bei einer Kontrolluntersuchung festgestellt wird, daß sich Metastasen gebildet haben, die mit einer erneuten Chemotherapie behandelt werden müssen. Der Alltag wird wieder genauso organisiert wie vor drei Jahren: Die Kinder verbringen die Wochenenden beim Vater. In der Woche sind sie zu Hause, wenn die Mutter nicht im Krankenhaus ist, und sonst bei Susanne.
Zwischen zwei Chemotherapien spricht die Mutter mit Carolin und Leo: „Ihr wißt, daß bei mir der Krebs wiedergekommen ist. Der wird jetzt ja nochmal behandelt mit der Chemotherapie, und ich habe das Gefühl, daß die auch gut hilft. Aber manchmal mache ich mir doch Gedanken, was wohl wäre, wenn ich nicht mehr für euch da sein könnte. Geht euch das auch so?" Leo nickt, Carolin schüttelt den Kopf, sieht aber doch aus, als würde die Mutter aussprechen, woran Carolin nur ganz heimlich zu denken wagt. Die Mutter greift das auf: „Ab und zu kommen solche Gedanken eben, auch wenn man sie gar nicht haben mag. Das ist gar nicht schlimm. Ich hab mir überlegt: wir machen einen Plan, falls mir was passiert."
Jetzt hält Carolin es nicht mehr aus: „Das will ich nicht! Du mußt wieder gesund werden!" schreit sie. Die Mutter versteht das, möchte aber doch auch Vorsorge für den Fall treffen, daß sie nicht mehr für ihre Kinder sorgen kann: „Ich verspreche euch, daß ich alles tun werde, damit wir diesen Plan nie aus der Schublade holen müssen. Ich will nämlich unbedingt

wieder gesund werden! Aber besprechen müssen wir es doch. Also ich habe mir überlegt, daß ihr, falls mir was passiert, zum Papa zieht. Was meint ihr?" Leo ist zufrieden mit dieser Möglichkeit, sagt aber gleich dazu, daß er viiiiel lieber bei der Mama bleiben will. Die Mutter lacht und sagt, daß sie auch will, daß sie zusammenbleiben. Carolin ist zuerst still und meint dann, daß sie aber lieber bei Susanne bliebe als beim Papa. Schließlich will sie nicht in die andere Stadt ziehen, und mit Susanne und ihrer Tochter versteht sie sich gut. Die Mutter hat auch schon an diese Möglichkeit gedacht. Sie verspricht Carolin, sowohl mit dem Papa als auch mit Susanne zu sprechen. Ehe es endgültig geregelt wird, wollen sie sich aber alle zusammensetzen.

Für die Kinder ist ein Plan für den Fall, daß Mutter oder Vater nicht mehr für sie sorgen kann – sei es, weil er oder sie zu krank ist, sei es, weil er oder sie stirbt –, in der Regel eher eine Beruhigung als eine Belastung. Wenn das Kind dann sagt: „Ich will aber bei dir bleiben!" ist das völlig in Ordnung. Es ist ja auch nur ein Plan zur Sicherheit ...

In manchen Fällen weichen die Wünsche der Kinder von denen der Eltern ab. Am besten versuchen Sie zu klären, warum das so ist. Haben die Kinder vielleicht gute Gründe, nicht zu X zu wollen, sondern lieber zu Y? Können Sie diese Gründe verstehen und Ihre Pläne ändern? Gibt es Kompromisse? Oder müssen sich die Kinder Ihren Plänen einfach unterordnen?

Wenn Sie sich entscheiden, Ihre Kinder im Fall der Fälle einer Person außerhalb der Familie anzuvertrauen, z.B. einer guten Freundin, reagieren manche Angehörige mit Unverständnis. Da Sie sich aber wahrscheinlich Ihre Entscheidung nicht leicht gemacht haben, sondern Ihre Gründe haben, warum Sie Ihre Kinder der einen Person anvertrauen wollen und nicht der anderen, sollten Sie sich nicht irritieren lassen. Es geht darum, die beste Lösung für die Kinder zu finden. Und die liegt unter Umständen außerhalb der Familie. Die Erwartungen anderer Leute müssen dahinter zurückstehen.

Carolins Mutter spricht zunächst mit ihrer Freundin Susanne, ob sie grundsätzlich bereit wäre, Carolin zu sich zu nehmen. Susanne ist erschrocken, daß dieses Thema ihre Freundin überhaupt beschäftigt: „An so was darfst du doch gar nicht denken!" Aber das sieht diese anders: „Ich bin ja auch entschlossen, meine Kinder selbst groß zu ziehen, aber es wäre mir einfach eine Beruhigung zu wissen, was mit ihnen passiert, wenn ich das nicht schaffe." Das versteht Susanne. Nach einer Bedenkzeit und einem Gespräch mit ihrer eigenen Familie sagt sie zu.
Der nächste Schritt für Carolins Mutter ist, mit ihrem geschiedenen Mann und dessen neuer Partnerin zu sprechen. Der Vater ist zuerst gekränkt, daß Carolin nicht bei ihm bleiben möchte. Er sieht aber auch die Probleme, die er mit seiner Tochter hat, die langsam in die Pubertät kommt. Ein anderer Diskussionspunkt ist die Frage, ob man die Geschwister getrennt aufwachsen lassen darf. Schließlich einigen sich die Erwachsenen, daß sie sich alle noch einmal zusammen setzen – die Mutter, der Vater, seine Partnerin, Susanne und ihr Mann – und eine gemeinsame Lösung suchen. Die sieht schließlich so aus, daß Carolin zu Susanne und ihrer Familie ginge, falls ihre Mutter sterben sollte. Dann soll sie aber jedes zweite Wochenende ihren Vater, seine Partnerin und Leo besuchen.
Carolins und Leos Großeltern finden diese Lösung nicht gut. Schließlich gehöre Carolin auch zu ihrem Vater. Aber da alle direkt Beteiligten hinter dieser Lösung stehen, müssen die anderen Angehörigen sie anerkennen. Außerdem betont Carolins Mutter immer wieder, daß dies ein Plan für die Schublade ist und daß sie nicht vorhat, ihn Wirklichkeit werden zu lassen.

Wenn Sie einen Plan gemacht haben, werden Sie ihn unter Umständen absichern wollen. Dazu bekommen Sie beim Jugendamt oder beim Rechtsanwalt kompetente Hilfe. Im Kapitel C4 können Sie mehr dazu erfahren.

Leben mit der Krankheit

Bis zur Nachricht, daß der Krebs fortschreitet, schien die Belastung durch die Erkrankung zeitlich begrenzt zu sein. Wenn die Krankheit aber wieder ausbricht, geht diese Hoffnung verloren. Das Gefühl „wenn die Behandlung vorbei ist, wird alles wie früher" stellt sich nur noch selten ein; die Befürchtung „wer weiß, was noch alles kommt" gewinnt öfter die Oberhand. Jetzt ist es für alle – Betroffene und Angehörige, Erwachsene und Kinder – besonders wichtig, sich auf das zu konzentrieren, was heute möglich und wohltuend ist. Diese Haltung ist sicher nicht immer zu realisieren, aber je öfter es gelingt, sie einzunehmen, desto lebendiger werden sich alle fühlen. Im besten Fall werden Sie und Ihre Angehörigen pendeln zwischen einerseits der Auseinandersetzung mit der Erkrankung und den Gefühlen, die damit zusammenhängen, und andererseits dem Wegschieben der Sorgen und dem ganz normalen Alltag.

3. Wenn der Krebs nicht (mehr) heilbar ist

Eine Krebserkrankung ist heute in vielen Fällen heilbar. Manche Menschen müssen aber schon bei der ersten Diagnose damit zurechtkommen, daß sie nicht geheilt werden können. Andere werden irgendwann damit konfrontiert, daß der Krebs sich so ausgebreitet hat, daß er sich nicht mehr beseitigen läßt. In beiden Fällen müssen die Betroffenen und ihre Angehörigen lernen, mit der Krankheit zu leben, auch wenn die Hoffnung, daß sie irgendwann nichts mehr damit zu tun haben, ab und zu wieder aufkeimt.

Mit dem Krebs leben

Oft taucht die Frage auf, wie man überhaupt mit Krebs leben kann. Kann man noch fröhlich sein, sich langweilen, sich über alltägliche Dinge unterhalten? Wäre es nicht besser, die Gedanken an die Krankheit zu verdrängen und einfach nicht darüber zu sprechen? Betroffene werden wissen: es gelingt nur für begrenzte Zeit, die Sorgen und Ängste beiseite zu schieben. Dann tauchen sie wieder auf. Je mehr man sich aber gegen Gedanken und Gefühle wehrt, desto heftiger überfallen sie den Betreffenden. Am besten leben deshalb diejenigen mit der schwierigen Situation, die zwischen dem Zulassen der Gefühle, der Auseinandersetzung mit der Krankheit und dem Wegschieben pendeln. Das gilt für Erwachsene wie für Kinder.

Je normaler auch jetzt der Alltag weiter geht, desto besser kommen die Kinder damit zurecht. Wenn sich für sie Einschränkungen ergeben, gewöhnen sie sich in der Regel rasch daran – wenn die Eltern mit der Situation zurechtkommen. Solange diese noch nicht akzeptiert haben, wie es ist, haben es auch die Kinder schwer.

Teresia ist 7 Jahre alt. Ihr Vater ist an Lungenkrebs erkrankt. Die Familie wußte von Anfang an, daß es bei dieser Art Lungenkrebs wahrscheinlich ist, daß er irgendwann nach der ersten Behandlung wieder auftritt. Trotzdem hatten alle gehofft, daß der Vater geheilt wäre. Als nach zwei Jahren festgestellt wird, daß der Krebs tatsächlich wieder wächst, sind alle sehr enttäuscht und voller Angst, wie es weitergeht. Der Vater kann nun gar nicht mehr arbeiten, ist zu Hause, muß viel liegen und braucht Sauerstoff. Die Mutter erweitert ihre berufliche Arbeit von einer halben auf eine Dreiviertel-Stelle, um die finanziellen Einbußen etwas auszugleichen. Die Wohnung ist klein, so daß der Vater meist im Wohnzimmer liegt, wo Teresia auch spielt. Der Vater kommt gar nicht damit zurecht, daß er so krank ist. Er ist gereizt und schimpft deshalb viel mit Teresia. Ihre Freundinnen dürfen kaum noch zu ihr kommen, weil der Vater die Unruhe nicht aushält. Teresia geht es schlecht damit.

Als er wieder im Krankenhaus ist, erzählt er von den Schwierigkeiten, die er mit Teresia hat: sie sei so laut, gehorche nicht und sei überhaupt schwierig geworden. Es stellt sich heraus, daß er selbst es kaum erträgt, so wenig tun zu können. Die Situation bessert sich, als Teresias Vater sich mehr mit seinen Nöten beschäftigt, sie ausspricht und Lösungen für konkrete Ängste sucht. Dadurch erlebt er auch, wieviel er eigentlich selbst tun kann – sicher nicht so viel wie früher, aber doch mehr als er bisher dachte. Außerdem sprechen die Eltern mit Teresia über das Ruhebedürfnis des Vaters. Sie vereinbaren, daß Teresia ihre Freundinnen mitbringen darf und sie auch toben dürfen – aber daß sie, wenn der Vater ihr sagt, daß er sehr müde ist, doch eher zu einer ihrer Freundinnen geht. Damit Teresia das leichter regeln kann, spricht die Mutter mit den Müttern von Teresias beiden besten Freundinnen.

Oft brauchen wir Menschen einige Zeit, ehe wir unsere Erwartungen an uns, was wir können müßten, an neue Situationen anpassen. Wir nehmen mehr das wahr, was nicht mehr geht, als das, was funktioniert. Besonders wenn die Einschränkungen dauerhaft bleiben werden, ist es notwendig, herauszufinden, welche Fähigkeiten weiterhin genutzt werden können. Das können manchmal kleine Dinge sein, in anderen Fällen kann man mit etwas Improvisation Lösungen finden.

Teresias Vater hat bis zu seiner Erkrankung viel gearbeitet. Er war abends erst spät zu Hause und mußte auch am Wochenende oft noch etwas für's Büro tun. Jetzt weiß er gar nicht, wie er die

Zeit nutzen kann, zumal er sich immer wieder hinlegen muß. Nachdem er sich etwas an seine Einschränkungen gewöhnt hat, kann er mehr den Blick auf das richten, was geht. Einkaufen ist zwar zu anstrengend für ihn, aber wenn Teresia oder ihre Mutter das erledigt haben, kocht der Vater. Dazu hat er sich extra einen bequemen hohen Sessel in die Küche gestellt. Auch die Beziehung zu Teresia verbessert sich mit der Zeit. Jetzt hilft er ihr bei ihren Hausaufgaben. Außerdem spielt er nachmittags öfter eine Zeitlang mit ihr und ihrer Freundin Karten- und Brettspiele, was alle sehr mögen.

Mit dem Kind sprechen

Einem Kind zu erklären, daß ein Elternteil nicht nur vorübergehend, sondern dauerhaft krank ist, stellt eine schwere Aufgabe dar. Unter Umständen ist man versucht, nicht die ganze Wahrheit zu sagen, sondern die Hoffnung im Kind und auch in sich selbst zu nähren, daß alles wieder wie früher wird. Aber auch jetzt ist Ehrlichkeit unumgänglich. Das Kind muß wissen, was los ist, wie die Zukunft mit einiger Wahrscheinlichkeit aussehen wird, und welche Pläne es gibt, die neuen Probleme zu bewältigen. Das notwendige Wissen sollte das Kind in geeigneter Sprache und altersentsprechenden Portionen erhalten. Wesentliche Informationen über den Fortgang der Krankheit und daraus resultierende Probleme wird es bekommen. Alles, was darüber hinausgeht, kann es erfahren, wenn es Interesse signalisiert. Wenn es zeigt, daß es nichts mehr aufnehmen kann oder will, wird man es für den Moment lassen. Möglicherweise will es zu einem anderen Zeitpunkt mehr wissen.

Ein Thema, das viele Eltern fürchten, das sich aber für fast alle Kinder offen oder insgeheim stellt, ist die Frage, ob Mutter oder Vater sterben muß. Plötzlich werden Ängste berührt, die man bisher möglicherweise weit von sich geschoben hat. Eventuell brauchen die Eltern selbst Unterstützung, wenn sie sich mit dieser Frage auseinandersetzen. Hilfe bieten z.B. Psychologen oder Seelsorger an.

Wenn ein Kind die Frage nach dem möglichen Tod offen oder in Andeutung stellt, kann man es zunächst fragen, ob es selbst glaubt, daß Mutter oder Vater sterben wird. Oft wird es eine Art von zustimmender Antwort geben: ein Kopfnicken, weinen, ein fast tonloses „Ja". Das kann der Ausgangspunkt weiterer Gespräche darüber sein, daß das tatsächlich – früher oder später – passieren kann. Die durch diese Gefahr ausgelösten Ängste sollten unbedingt besprochen werden. Religiöse oder spirituelle Vorstellungen der Eltern und der Kinder wirken oft entlastend, wenn sie thematisiert werden. Mehr dazu erfahren Sie im nächsten Kapitel C4.

In manchen Fällen verneinen Kinder die Frage, ob sie glauben, daß der erkrankte Elternteil sterben wird. Glaubt man selbst, daß das Kind leider Unrecht hat, wird die Antwort von der eigenen Einschätzung abhängen: Wenn man eine eher unbegrenzte Perspektive hat, kann man z.B. sagen, daß man auch hofft oder davon ausgeht, daß man nicht oder nicht so bald sterben wird. Hält man den Tod für relativ nah bevorstehend, wird man vielleicht sagen, daß man selbst doch befürchtet, daß die gemeinsame Zeit nicht mehr so sehr lang sein wird.

Die Mutter des 15jährigen Fritz' ist an einem Plasmozytom erkrankt. Schon bei der ersten Diagnose erfährt sie, daß diese Krebsart heute noch nicht heilbar ist. Sie erklärt ihrem Sohn, was diese Krankheit bedeutet und daß sie nach dem jetzigen Stand der Medizin nicht heilbar ist. Fritz ist entsetzt: „Heißt das, daß du jetzt stirbst?" Aber da kann die Mutter ihn beruhigen: „Nein, das Plasmozytom ist zwar nicht heilbar, aber mit der Behandlung kann ich viele Jahre Ruhe haben – und wer weiß, welche neuen Therapien die Medizin bis dahin entwickelt hat."

Ganz anders ergeht es einem anderen Kind:

Jana ist 9 Jahre alt. Ihre Mutter ist an Nierenkrebs erkrankt. Nach der ersten Therapie hatte sie drei Jahre Ruhe, ehe Metastasen festgestellt wurden. Die Mutter erklärt Jana, daß der Krebs zurückgekommen ist und jetzt in der Lunge festgestellt wurde. Auch die weitere Therapie erläutert sie.
Jana wird ganz still. Die Mutter sieht, wie sie die Zähne aufeinander beißt und den Blickkontakt vermeidet. Obwohl die Mutter Angst vor der Antwort hat, fragt sie ihre Tochter, ob sie wegen irgendetwas besonders besorgt ist. Jana windet sich, sagt dann aber doch: „Wirst du wieder gesund?" Die Mutter antwortet ehrlich: „Ich fürchte nicht. Ich mache aber die neue Therapie, damit es mir wieder besser geht." Jana hat Angst: „Stirbst du denn an dem Krebs?" Die Antwort fällt der Mutter sehr schwer: „Ich weiß es nicht. Es könnte sein. Aber ich verspreche dir: Ich tue alles, damit das nicht so kommt. Und die Ärzte helfen mir dabei."

Viele Erwachsene haben Angst, dem Kind offen ihre Gefühle zu zeigen. Sie befürchten, das Kind damit noch mehr zu ängstigen. Sicher wird man dem Kind auch die Gefühle nicht ständig in aller Intensität zeigen, wobei das Kind sowieso viel davon spürt. Die Emotionen aber doch klar zu benennen, bedeutet für das Kind die Erlaubnis, auch seine eigenen Gefühle wahrzunehmen und auszudrücken.

Reaktionen des Kindes

Nachdem ein Kind erfahren hat, wie es um Mutter oder Vater steht, will es manchmal die Realität nicht wahrhaben. Es verleugnet, wie krank der Elternteil ist, und tut so, als ob alles ganz normal wäre. Wenn diese Haltung funktionieren würde, könnte man dem Kind die Illusion vielleicht lassen. Fast immer aber weiß es aber doch um die Wahrheit. Zwischen dem Wissen und dem Nicht-wahrhaben-wollen wird es hin und her gerissen. Das äußert sich oft in aggressivem Verhalten oder körperlichen Symptomen wie z.B. Bauchschmerzen. Wenn ein Kind sein Wissen um die Realität verleugnet, werden die Eltern das zunächst akzeptieren. Ein „Einhämmern" würde das Kind überfordern. Tröpfchenweise kann man die Realität aber immer wieder benennen.

Klara ist 7 Jahre alt. Ihr Vater ist an Leberkrebs erkrankt. Die Krankheit ist so weit fortgeschritten, daß sie nicht mehr geheilt werden kann. Wie lange der Vater noch damit leben wird, ist ungewiß. Klara hat von ihren Eltern erfahren, welche Krankheit der Vater hat, daß man sie nicht heilen kann, aber daß er bestimmte Therapien bekommt, mit denen man die Krankheit zurückdrängen will. Klara hat sich das alles angehört, ohne etwas dazu zu sagen.
In den nächsten Wochen tut Klara, als wäre nichts Besonderes los. Die Eltern sind einerseits froh darüber. Andererseits sind sie beunruhigt, weil Klara immer wieder über Bauchschmerzen klagt, für die der Arzt keine Ursache feststellen kann. Schließlich fragt die Mutter, als Klara wieder wegen Bauchschmerzen im Bett liegt: „Sag mal, kann es sein, daß du dir große Sorgen wegen Papa machst und daß da die Bauchschmerzen herkommen?" Klara verneint das heftig. Trotzdem bleibt die Mutter dabei: „Naja, der Papa ist schon sehr krank. Aber manchmal ist es schwer, die Wahrheit zu hören."

Möglicherweise hat das Kind Angst, die Eltern mit seinen Ängsten und Gedanken zu belasten. Vielleicht spürt es, daß die Eltern selbst sehr leiden. Es versucht mit seiner Verleugnung, die Eltern vor seinen Gefühlen zu schützen. Wenn Eltern diesen Verdacht haben oder das merken, können sie das Kind direkt darauf ansprechen und es ermutigen, seine Gedanken und Gefühle mitzuteilen. Unter Umständen findet aber auch eine außenstehende Person leichter Zugang zum Kind.

Eine sehr schmerzhafte Reaktion für die Eltern ist, wenn ein Kind dem kranken Elternteil ausweicht. Wenn der betroffene Elternteil versucht, doch mit dem Kind in Kontakt zu kommen, mag das über Themen, die unabhängig von der Erkrankung sind, gelingen. Sonst kann eine andere Person versuchen herauszufinden, warum der Kontakt so schwierig für das Kind ist: Hat es Angst, dem Kranken weh zu tun? Weiß es nicht, was es sagen oder tun soll? Ekelt es sich vor dem Kranken? Hat es das Gefühl, überfordert zu sein? Ärgert es sich, weil der Kranke mehr Aufmerksamkeit bekommt als es selbst? Die Wahrscheinlichkeit ist groß, daß das Kind selbst unter seinem Verhalten leidet, aber keine andere Möglichkeit für sich sieht. Wenn man freundlich und verständnisvoll herausfindet, was los ist, kann man dem Kind helfen, wieder mehr Nähe zuzulassen. Wenn das ausweichende Verhalten längere Zeit anhält und niemand Zugang zum Kind findet, besteht wahrscheinlich ein größeres Problem, das Hilfe von außen erfordert. Dann können Beratungsstellen, Psychologen oder Ärzte weiter helfen.

Erwartungen an das Kind

Die Sorgen, die eine nicht heilbare Krankheit mit sich bringt, zerren an den Nerven aller Beteiligten. Alle möchten gern, daß sie möglichst wenig zusätzliche Aufregung haben, und sind gleichzeitig gereizt. Wenn jetzt das Kind auch noch Ansprüche an die Aufmerksamkeit der Eltern stellt, wird deren Kraft womöglich überstrapaziert. Die Konfrontation mit den Gefühlen des Kindes kann anstrengend sein. Trotzdem wäre es eine unrealistische Erwartung an das Kind, daß es ausgeglichener und ruhiger sein sollte als früher. Das Kind darf seine Gefühle ausdrücken. Es darf die ganze Mist-Krankheit hassen. Es darf wütend sein auf die Veränderungen in seinem Leben. Die Erlaubnis, all das zu spüren und zu benennen, nimmt schon viel Druck weg. Wichtig ist natürlich, daß die

Eltern das Schimpfen auf die Situation nicht persönlich nehmen: Das Kind äußert seinen Zorn auf die Krankheit und die Einschränkungen – aber nicht auf den Kranken! Wenn es das nicht unterscheiden kann, kann es mit Hilfe der Eltern lernen zu differenzieren.

Teresia ist wütend und schreit: „Bloß wegen dem Papa darf ich nicht mit meiner Freundin spielen! Der Papa ist so blöd!" Die Mutter versucht zu klären: „Der Papa ist nicht blöd, der Papa ist krank. Und wegen der Krankheit verträgt er es nicht, wenn ihr laut seid. Es ist blöd, daß er krank ist und daß Jenny nicht kommen kann. Sollen wir mal mit dem Papa sprechen, damit wir eine Lösung für das Problem finden?"

Wahrscheinlich steigen die Anforderungen an das Kind, wenn die Krankheit fortschreitet. Je konkreter und präziser die Erwartungen sind, die man an ein Kind hat, desto leichter kann es sie erfüllen. Die Hilfen, die vom Kind erwartet werden, muß es erledigen, aber es muß sie nicht gern tun. Besonders Jugendliche akzeptieren ihre Aufgaben eher, wenn man ihnen einen gewissen Zeitrahmen setzt, z.B. daß die Wohnung am Wochenende gesaugt werden muß, nicht unbedingt Samstag morgen um 10 Uhr.

Viele Kinder sind aber auch ganz froh, wenn sie Mutter oder Vater ein wenig helfen können. Die Voraussetzung, Kinder um Hilfe bei der Pflege zu bitten, ist natürlich, daß die erkrankte Person sich damit wohl fühlt und die Hilfe dem Familienstil und dem Alter des Kindes entspricht. Wenn z.B. in einer Familie Nacktheit vermieden wird, wäre es für Eltern wie für Kinder unpassend, wenn die Kinder bei der Körperwäsche des erkrankten Elternteils helfen würden. Umgekehrt kann es für ein Kind sehr schön sein, wenn es Mutter oder Vater etwas Gutes tun kann.

Der Vater von Andreas (13 Jahre alt) und Robert (7 Jahre alt) ist an Prostatakrebs erkrankt. Vor einiger Zeit wurden Metastasen in den Knochen festgestellt, die jetzt bestrahlt werden. Der Vater muß vorerst fast immer liegen, weil man Angst hat, daß die Knochen brechen. Außerdem ist er während der Zeit der Bestrahlung sehr müde. Die Mutter versorgt den Vater mit Hilfe der Schwestern von der örtlichen Sozialstation. Ab und zu möchte die Mutter, daß einer der Söhne dem Vater mit kleinen Handreichungen hilft. Andreas tut alles, um direkten Kontakt zu vermeiden. Wohl geht er zum Vater und erzählt von der Schule oder spielt Karten mit ihm – aber Hilfe bei der Pflege weicht er aus. Robert dagegen ist eifrig dabei, wenn er etwas für den Vater tun kann: er schüttelt das Kissen auf, bringt etwas zu trinken oder hilft, wenn der Vater sich aufsetzen möchte.

Hilfe bei intimen Dingen wie Füttern, Bettpfanne oder Nachtstuhl, Waschen, etc. wird ein Kind nur in seltenen Ausnahmefällen leisten. In der Regel sind dafür Erwachsene da: Ehepartner, andere Familienmitglieder oder Pflegekräfte der Sozialstation. Wenn ein Kind von sich aus allerdings Hilfe anbietet, wird man sie gern annehmen. Auch das Kind möchte zeigen, daß es für den kranken Elternteil da ist. Dann braucht es klare Anweisungen, was es wie tun soll. Und es muß angeregt werden, genau wahrzunehmen und zu sagen, wenn es nicht mehr helfen möchte.

Selbstverständlich kann ein Kind in dieser Situation Einfühlungsvermögen und Verantwortungsgefühl lernen wie kaum sonst. Und das kann ein Gewinn für den Rest seines Lebens sein. Es *muß* aber nichts lernen. Man sollte es auf jeden Fall nicht vom Kind erwarten.

Auch jetzt gilt: je stabiler die Welt des Kindes, desto besser. Es braucht die gleichen Regeln, Grenzen, Aufgaben und Freuden wie immer – zumindest so viel davon wie möglich.

4. Wenn ein Elternteil stirbt

Sterben ist für manche Menschen mit der Hoffnung verbunden, sich irgendwann wieder zu sehen. Einige Menschen haben andere spirituelle oder religiöse Vorstellungen. Für wieder andere bedeutet Sterben die endgültige Trennung. Und für die meisten Menschen bleibt diese Frage offen. Immer aber heißt sterben: jetzt, in diesem Leben Abschied zu nehmen. Das Leben der Hinterbliebenen verändert sich unwiderruflich. Es gibt keine Hoffnung mehr, daß alles wieder so wird, wie es einmal war. Eltern, die ihre Kinder vor der Härte der Realität, den Ängsten, den Veränderungen schützen wollten, haben jetzt keinen Spielraum mehr. Auch die Kinder, die bisher vielleicht versucht haben, die Situation nicht vollständig wahrzunehmen, kommen jetzt nicht mehr darum herum: Der Verlust von Vater oder Mutter bedeutet einen existentiellen Wandel, dem sie nicht mehr ausweichen können.

Sprechen über Sterben und Tod

Über Sterben und Tod zu reden, ist oft leichter, wenn keine unmittelbare Gefahr besteht, daß das Kind mit der Tatsache konfrontiert wird, bald Vater oder Mutter zu verlieren. Deshalb ist es sinnvoll, dieses Thema möglichst früh aufzugreifen, wenn das Kind signalisiert, daß es sich damit beschäftigt. Manchmal ist z.B. der Tod eines Haustieres solch eine Gelegenheit, allgemein den Tod und Vorstellungen, die damit verbunden sind, anzusprechen. Zunächst kann erfragt werden, was das Kind selbst über Sterben und Tod denkt. Was weiß es schon? Wo hat es bereits Erfahrungen gemacht, daß jemand oder etwas stirbt, z.B. Nachbarn, Großeltern, aber auch ein Haustier? Was stellt es sich vor, was da passiert? Was hat es gefühlt? Was fühlt es jetzt?

Kinder haben sehr unterschiedliche Vorstellungen, was

der Tod bedeutet, je nachdem, wie alt sie sind. Kinder, die noch nicht in den Kindergarten gehen, haben noch keinen Begriff vom Tod. Für sie ist Tod gleich Abwesenheit. Sie trösten z.B. den Vater, der seine Frau verloren hat, damit, daß die Mutter nur einkaufen oder zur Oma gefahren ist und nachher zurück kommt. Kindergartenkinder etwa zwischen dem 3. und 5. Lebensjahr halten den Tod für einen vorübergehenden Zustand. Sie halten immer wieder nach dem Verstorbenen Ausschau und fragen, wann er oder sie endlich wieder da ist. Für die Grundschulkinder, ungefähr vom 6. bis 10. Lebensjahr, wird die Vorstellung vom Tod wirklichkeitsnäher. Ihr Denken ist sehr konkret. Sie fragen z.B., was mit dem toten Körper in der Erde oder im Feuer passiert, wie eine Seele aussieht, woher die Seele weiß, wie sie in den Himmel kommt usw. Mit diesen fast technisch klingenden Fragen versuchen die Kinder, ihre Ängste vor dem Unbekannten zu bannen. Etwa ab dem 10. Lebensjahr wird der Tod als endgültige Trennung begriffen. Das Kind versteht in aller Deutlichkeit, daß es den Rest seines Lebens ohne den verstorbenen Elternteil auskommen muß.

Kinder haben zwar ihre eigenen Ideen über den Tod, orientieren sich aber gleichzeitig an den Vorstellungen der Erwachsenen. Eltern bieten ihren Kindern deshalb auch ihre persönlichen Auffassungen an. Wenn Menschen spirituelle oder religiöse Überzeugungen haben, können diese für ein Kind tröstlich sein. Erwachsene und Kinder können in der gemeinsamen Suche nach Antworten auf die vielen Fragen miteinander verbunden sein, auch wenn sie vielleicht zu keinem Ergebnis kommen. Kinder spüren genau, ob Antworten aus einer tiefen Überzeugung erwachsen, ob sie nur ein Trost für das Kind sein sollen, oder ob hinter der Antwort „ich weiß es auch nicht“ das Bemühen um Wahrhaftigkeit steht.

Ungünstige Erklärungen

Einige Erklärungen, was der Tod ist, haben sich allerdings als nachteilig für die weitere Entwicklung von Kindern erwiesen. Wenn ein Elternteil stirbt, können diese Deutungen Probleme bereiten. Besonders nachteilig ist es, den Tod mit dem Schlaf zu vergleichen. Nicht wenige Kinder schließen daraus, daß man im Schlaf stirbt. Sie haben dann Angst einzuschlafen. Auch das Bild einer langen Reise, von dem der Verstorbene lange Zeit nicht zurückkommt, ist unzweckmäßig. Kinder fragen sich: Warum ist er weggefahren und hat mich hier allein gelassen? Habe ich etwas falsch gemacht, und er ist deshalb weggegangen? Bin ich also selbst schuld daran? Wo ist er jetzt? Sie entwickeln möglicherweise Phantasien, wo der Verstorbene sein könnte, und behindern damit eine Verarbeitung des Verlustes. Ein weiteres problematisches Bild ist das von Vater oder Mutter, der oder die vom Himmel aus aufpassen wird, daß das Kind alles richtig macht. Das kann zur Folge haben, daß das Kind sich den Verstorbenen nicht als liebevollen, sondern als kontrollierenden Menschen vorstellt, was eher eine Belastung als eine Unterstützung bedeutet.

Sprechen über die aktuelle Situation

Wenn sich der Zustand des kranken Elternteils langsam oder auch rasch so verschlechtert, daß man damit rechnen muß, daß er oder sie bald stirbt, werden die Gespräche über das Sterben und den Tod sehr konkret und schmerzhaft. Jetzt ist es notwendig, den Kindern eine innere Vorbereitung auf das, was wahrscheinlich kommen wird, zu ermöglichen. Wurde bisher nicht über die Krankheit des Elternteils gesprochen, ist es jetzt höchste Zeit. Ob das der kranke oder der gesunde Elternteil tut, hängt von der persönlichen Verfassung ab. Wenn beide Eltern sich nicht in der Lage fühlen, mit dem

Kind zu reden, kann diese Aufgabe auch eine andere vertraute Person übernehmen. Anfangen kann man z.B. mit der Frage: „Was weißt du schon?“ oder „Was denkst du, wie die Lage im Moment ist?“ Fast immer hat das Kind, unabhängig vom Alter, sehr konkrete und zutreffende Vorstellungen.

Der Vater des 9jährigen Michael liegt im Sterben. Die Eltern haben seit dem Beginn der Erkrankung vor fünf Jahren immer recht offen mit ihm geredet. Aber das Thema Sterben war bisher tabu, weil die Eltern es nicht ertrugen. Als die Mutter Michael fragt, was er denn denkt, wie es dem Vater geht, antwortet er ohne Zögern: „Sehr schlecht!“ Die Mutter fragt weiter: „Was glaubst du, ob er wieder gesund wird?“ Genauso prompt kommt die Antwort: „Nein!“ Auf die nächste Frage: „Was meinst du, wie es weitergeht?“ zuckt Michael die Schultern. Weder Mutter noch Sohn wollen das schlimme Wort aussprechen. Aber die Mutter wagt es schließlich doch: „Meinst du, er stirbt?“ Ein prüfender Blick erreicht die Mutter. Da sie ihren Sohn offen anschaut, wagt er zu sagen: „Ich glaube schon.“

Manche Eltern sagen es ganz direkt: „Du weißt ja, daß es Mama sehr schlecht geht. Die Ärzte und auch ich fürchten, daß sie bald sterben wird.“ Auch wenn das Kind nicht sofort reagiert, es vielleicht versucht, das Ganze als bösen Traum zu sehen, hat es die Botschaft doch gehört. Sie sollte zu einem späteren Zeitpunkt wiederholt werden, um dem Kind eine Auseinandersetzung anzubieten. Wenn die Abwehr des Kindes so groß ist, daß es dauerhaft die Wahrheit negiert, braucht es die professionelle Hilfe z.B. von Psychologen einer Beratungsstelle.

Einige Kinder werden darauf, daß die größte Angst sich jetzt bestätigt, mit heftigem Weinen, manchmal auch Schreien reagieren. Das heißt nicht, daß es falsch war, die schlimme Wahrheit auszusprechen. Diese Kinder drücken einfach ihre Gefühle unmittelbar aus. Ist nicht auch uns Erwachsenen zum Weinen und Schreien zumute? Da sein, in den Arm nehmen, gemeinsam weinen tröstet alle ein bißchen. Ein Vater berichtete, wie sein Sohn auf die Nachricht, daß die Mutter bald sterben werde, reagierte: „Er tat das einzig Vernünftige und weinte."

Mit dem Kind die eigenen Gefühle zu teilen, erfordert einen Balanceakt. Wenn man für das Kind „tapfer" sein will und seine eigene Trauer nicht äußert, wird das Kind lernen, es sei erwachsener, seine Gefühle zurückzuhalten. Möglicherweise wird es auch die Erwachsenen vor den eigenen Ängsten und Belastungen schützen wollen. Deshalb muß es eingeladen werden, seine Gefühle zu äußern. Und was wäre hilfreicher als ein gutes Vorbild? Andererseits kann das Kind nicht die ganze Heftigkeit der Gefühle der Erwachsenen ertragen. Es würde dadurch überfordert. Deshalb brauchen die Erwachsenen andere Menschen ihres Alters, bei denen sie sich aussprechen und anlehnen können. Die erwachsenen Helfer können die Nöte der Betroffenen eher auffangen als ein Kind. Nachdem die größte Last abgeladen ist, kann das Kind von den Empfindungen der Erwachsenen erfahren, ohne sich dafür verantwortlich fühlen zu müssen. Gleichzeitig wird es so ermutigt, den eigenen Schmerz zu teilen.

Einige Erwachsene sind ganz verschlossen in der eigenen Trauer. Sie sind für das Kind nicht erreichbar. Wenn Sie selbst merken, daß es Ihnen so geht, Sie es aber nicht ändern können, wäre es hilfreich für Ihr Kind, wenn Sie es ihm erklären und ihm die Unterstützung einer anderen Person sichern können.

Karla ist 8 Jahre alt. Ihre Mutter wird wahrscheinlich bald sterben. Der Vater fühlt sich in seiner Trauer überfordert, seine Tochter zu stützen. Er erklärt ihr: „Ich bin im Moment so traurig, daß ich dir nicht richtig helfen kann. Obwohl es mir leid tut, kann ich es gerade nicht ändern. Ich weiß aber, daß Tante Claudia für dich da ist." Er hat mit seiner Schwägerin Claudia gesprochen und ihr die Situation erklärt. Sie kommt sowieso regelmäßig und unterstützt die Familie. Nun widmet sie sich besonders Karla.

Das Sterben ist ein Prozeß, dessen Anfang oft nicht genau auszumachen ist. Im Rückblick empfinden viele Menschen bestimmte Zeichen als Beginn, die sie in der Situation selbst gar nicht wahrgenommen haben. Oft ist es schmerzhaft, sich selbst einzugestehen, wie die Lage ist. Um so schwerer ist es, mit den Kindern darüber zu sprechen. Aber fast immer ahnen die Kinder die Wahrheit – und haben genauso viel Angst wie die Erwachsenen, sie auszusprechen. Je weniger sie ihre inneren Gewißheiten und die Schuldgefühle, die sie möglicherweise deswegen haben, mitteilen können, desto schwerer haben sie es.

Die 13jährige Barbara kommt ins Krankenhaus, wo ihre Mutter wegen einer weit fortgeschrittenen Krebserkrankung behandelt wird. Die Mutter war vor sieben Jahren erkrankt und hatte dann fast drei Jahre Ruhe, ehe die Erkrankung erneut behandlungsbedürftig wurde. Die letzten vier Jahre waren von ständigem Auf und Ab, von Hoffnung und Enttäuschung gekennzeichnet. Jetzt ist absehbar, daß die Mutter nur noch kurze Zeit leben wird. Während die ältere Schwester viel Zeit bei der Mutter verbringt, flüchtet Barbara nach wenigen Minuten aus dem Zimmer. Draußen erzählt sie unter Tränen, daß sie seit ungefähr drei Wochen von der Beerdigung der Mutter träumt – und deshalb unter riesigen Schuldgefühlen leidet. Sie hat das Gefühl, die Mutter aufgegeben zu haben und deshalb mit an ihrem Tod schuld zu sein. Die Erklärung, daß sie vielleicht schon die ganze Zeit spürt, was keiner auszusprechen wagte, und daß ihre Träume ihr helfen, sich auf das, was kommt, innerlich vorzubereiten, entlastet sie sichtlich. Mehrfach möchte sie hören, daß sie mit der Krankheit der Mutter und ihrem Verlauf nichts zu tun hat – im Gegenteil: daß die Mutter ihre Töchter als Stützen empfunden hat und empfindet. Sie kann und will danach bei der Mutter bleiben.

Bei allen Gesprächen mit Kindern über den Tod gilt es, die Fragen und Andeutungen der Kinder aufzugreifen, ihnen aber keine Auseinandersetzung damit aufzudrängen.

Wenn ein Kind alles wissen, aber nicht darüber reden möchte, ist das für Erwachsene manchmal schwer zu respektieren. Sie haben Angst, daß das Kind zu sehr belastet ist. Wenn es Ihnen so geht, können Sie vielleicht zuerst klären, ob das Kind andere Ansprechpartner hat, bei denen es seine Sorgen ablädt. Wenn das nicht der Fall ist, können Sie ihm ab und zu anbieten, über seine Gedanken und Gefühle zu sprechen. Dazu kann es sinnvoll sein, daß Sie selbst mit gutem Beispiel vorangehen und ein bißchen von Ihren eigenen Empfindungen mitteilen.

Was kann ein Trost in dieser schweren Situation sein? Gibt es ihn überhaupt? Möglicherweise findet das Kind wie auch die Erwachsenen Trost im Zusammensein. Andere fühlen sich in der Musik aufgehoben. Für wieder andere bietet die Religion einen Halt. Manche Menschen trösten sich mit der Hoffnung, daß der Tod ein Ende von Leid mit sich bringt. Vielleicht suchen Sie Ihren Trost ganz woanders. Fast immer aber bedeutet Trost eine kleine, vielleicht nur kurze Erleichterung, die Kraft gibt.

Reaktionen des Kindes

Jedes Kind erlebt das Sterben von Vater oder Mutter anders. Wie auch bei Erwachsenen tauchen bei Kindern Gedanken und Gefühle auf, die sie ganz durcheinander bringen. Z.B. scheint das Gefühl der Erleichterung, wenn ein langer Leidensweg zu Ende geht, vielen Menschen unannehmbar zu sein: Man dürfe doch nicht erleichtert sein über den Tod eines geliebten Menschen! Und doch kann es so sein. Auch den Ärger, den Zorn, von Vater oder Mutter, von Mann oder Frau „verlassen“ zu werden, empfinden viele als nicht akzeptabel. Schließlich weiß der Verstand doch, daß er oder sie nicht freiwillig stirbt. Trotzdem sind diese Gefühle da. Für alle, Kinder wie Erwachsene, kann es sehr wichtig sein, sich auch diese „unvernünftigen" Gefühle zu erlauben. Sie sind ganz normal. Dem Kranken schaden sie nur dann, wenn man ihn dafür verantwortlich macht, daß man so fühlt. Sich selbst zuzugestehen: „Ja, ich bin manchmal wütend, allein zurückzubleiben" oder: „Ja, ich bin neben der Trauer auch erleichtert, wenn das alles endlich vorbei ist!", führt fast immer zu einer Entlastung.

Das Gefühl, als Einziger von einem Schicksalsschlag getroffen zu sein, läßt viele Kinder und Jugendliche, aber auch nicht wenige Erwachsene sich sehr einsam fühlen. Gerade jetzt sind die gegenseitige Unterstützung und Aufmerksamkeit sehr wichtig. Auch der Kontakt zu anderen Betroffenen kann ein bißchen helfen.

Wenn ein Kind nichts hören will, Gesprächen ausweicht und sie vielleicht sogar aggressiv abwehrt, hat es wahrscheinlich große Sorgen. Manche sind ihm möglicherweise gar nicht bewußt. Bei anderen fürchtet es vielleicht, daß sie erst richtig wahr werden, wenn es sie ausspricht. Zunächst kann man diese Abwehr akzeptieren und versuchen herauszufinden, welche Ängste dahinter stecken. Von Zeit zu Zeit mag man dem Kind Informationen anbieten. Wenn allerdings das Sterben absehbar wird, muß das Kind dies erfahren – ob es will oder nicht.

Die Angst, daß auch der überlebende Elternteil oder die neue Bezugsperson sterben könnte, stellt für viele Kinder eine große Belastung dar. Die rasche Versicherung „Ich sterbe nicht!" wird kaum ein Kind glauben. Es hat schließlich die Erfahrung gemacht, daß auch Eltern sterben können. Hilfreich ist statt dessen, dem Kind zu versprechen, daß man sorgsam mit sich und seiner Gesundheit umgehen wird. Unter Umständen, wenn z.B. der überlebende Elternteil ernste gesundheitliche Probleme hat, muß auch besprochen werden, was geschähe, wenn der Fall doch einträte.

Nicht wenige Kinder fühlen sich dem sterbenden Vater oder der Mutter so verbunden, daß sie Angst bekommen, auch sterben zu müssen. Sie entwickeln vielleicht Symptome wie Mutter oder Vater oder sind einfach davon überzeugt, daß ihr Leben auch zu Ende geht. Dieser Ausdruck der Trauer zeigt, wie schwer es dem Kind fällt, Abschied zu nehmen. Gespräche darüber, wie sehr und was genau das Kind vermißt, helfen bei der Verarbeitung.

Die Trauer der Menschen hat sehr verschiedene Formen und Abfolgen. Während die Erwachsenen häufig bemüht sind, Erwartungen anderer zu erfüllen, drücken besonders jüngere Kinder ihr Empfinden oft unmittelbarer aus. Das kann dazu führen, daß abrupte Gefühlsveränderungen und Themenwechsel stattfinden. Für das Kind ist dies die Versicherung, daß sein Leben weiter geht.

Die 8jährige Karla spricht mit ihrer Tante Claudia darüber, wie traurig sie ist, daß ihre Mutter bald sterben muß: „Manchmal weine ich ganz doll!" Ohne Übergang setzt sie fort: „Nächste Woche ist doch Schulfest. Das ist super; dann dürfen wir uns alle anmalen! Ich will dann eine Katze sein!" Zuerst ist Claudia erschrocken, daß Karla jetzt an das Schulfest denken und sich darauf freuen kann. Aber eigentlich ist sie selbst froh, auch mal über etwas Leichteres sprechen zu können. Sie macht den Themenwechsel kommentarlos mit.

Alleinerziehende

Alleinerziehende, die so schwer krank sind, daß sie ihre Kinder nicht mehr ins Erwachsenenalter begleiten werden, sind besonderen Belastungen ausgesetzt. Sie müssen mit ihren eigenen Problemen zurechtkommen und gleichzeitig die Kinder unterstützen. Für sie ist Hilfe aus dem Umfeld, der Familie, Freunden, Nachbarn besonders notwendig. Den Kindern, die mit dem kranken Elternteil allein zusammenleben, sind aufmerksame Freunde, hilfreiche Onkel, Tanten, Lehrerinnen und Väter oder Mütter, die ihnen diese Wege eröffnen, zu wünschen.

Rechtliche Vorkehrungen

Sie werden sich im folgenden Abschnitt vielleicht über die etwas bürokratische Sprache wundern. Um die manchmal komplizierten juristischen Sachverhalte richtig darzustellen, ist sie aber in diesem Zusammenhang nötig.

Bei Eltern, die das gemeinsame Sorgerecht haben, erhält automatisch kraft Gesetz der überlebende Elternteil das Sorgerecht – unabhängig davon, ob die Eltern zuvor verheiratet waren oder nicht. Bei Eltern, die nicht mit einander verheiratet sind, besteht die gemeinsame elterliche Sorge dann, wenn sie eine öffentlich beurkundete Sorgerechtserklärung abgegeben haben.

Wenn die Eltern kein gemeinsames Sorgerecht haben, wird beim Tod des Elternteils, der die elterliche Sorge hat, diese durch das Familiengericht – nach Anhörung des Jugendamtes – geregelt. Das Gericht hat die Sorge dem überlebenden Elternteil zu übertragen, wenn dies zum Wohl des Kindes ist.

Manchmal gibt es Gründe, warum der kranke Elternteil nicht möchte, daß das Kind zum überlebenden Elternteil kommt. Dann muß er eine handschriftliche (mit Ort, Datum und Unterschrift) oder notariell beurkundete Verfügung treffen. Darin muß begründet werden, warum die Übertragung der elterlichen Sorge auf den anderen Elternteil nicht zum Wohl des Kindes ist. Kommt auch das Familiengericht – bei entsprechendem Alter wird auch das Kind angehört – zu diesem Ergebnis, überträgt es die elterliche Sorge nicht dem überlebenden Elternteil, sondern setzt einen Vormund ein. Der kranke Elternteil kann für diesen Fall einen Vormund bestimmen. Ist dieser geeignet und bereit, die Vormundschaft zu übernehmen, wird er durch das Gericht zum Vormund bestimmt.

Falls Sie solch eine Verfügung treffen wollen, sprechen Sie zunächst mit Ihrem Kind darüber, wenn es alt genug ist. Das kann durchaus schon mit 5 oder 6 Jahren der Fall sein. Möglicherweise hat das Kind ganz andere Vorstellungen als Sie. Dann überlegen Sie gemeinsam: Warum möchten das Kind dies nicht sondern jenes? Sind die Gründe für Sie nachvollziehbar? Gibt es Kompromisse? Müssen Sie über den Kopf des Kindes hinweg entscheiden?

Wenn Sie noch Fragen haben, können Sie sich gerne an das Jugendamt wenden. Falls erforderlich, wird ein Notar eine Beurkundung auch im Krankenhaus oder bei Ihnen zu Hause vornehmen. Auch Mitarbeiter vom Jugendamt kommen im Notfall ins Krankenhaus oder nach Hause, um die Sorgeerklärung bei unverheirateten Eltern zu beurkunden, wenn das nicht früher schon geschehen ist.

Im Krankenhaus oder im Hospiz

Gerade wenn es dem kranken Elternteil so schlecht geht, daß man mit seinem Tod rechnen muß, überlegen viele Eltern, ob sie ihrem Kind diesen Anblick zumuten sollen. Auch hier besteht das Problem, daß das Kind nicht vor der Realität des Verlustes geschützt werden kann. Ein Kontakt auch zum sterbenden Vater oder Mutter hilft dem Kind bei der Verarbeitung. Unbedingt notwendig ist ein Besuch, wenn ein Kind mißtrauisch fragt, ob der Erkrankte noch lebt. Selbst wenn es dem Kranken sehr schlecht geht, ist in diesen Fällen ein kurzer Besuch wichtig. Wenn dieser nicht möglich ist, z.B. weil das Krankenhaus zu weit weg ist, braucht das Kind ein anderes Zeichen. Ein aktuelles Foto oder ein kurzes Telefonat können dem Kind versichern, daß es nicht ausgeschlossen wurde.

Auf einen Krankenhausbesuch sollte das Kind vorbereitet werden, wenn es einige Zeit nicht dort war und deshalb nicht weiß, was es dort erwartet. Das wichtigste, was das Kind vorher wissen sollte, ist, wie aktiv Mutter oder Vater ist:

Kann es mit ihr oder ihm spielen? Kann die Familie zusammen in den Garten gehen? Vielleicht mit Rollstuhl? Ist nach zehn Minuten die Kraft zu Ende, und der Erkrankte schläft erst einmal? Ist der kranke Elternteil überhaupt nicht mehr ansprechbar? Auch die Frage, ob er sich äußerlich verändert hat, kann wichtig sein.

Wenn ein Elternteil nicht (mehr) reagiert, wird man mit den Kindern seltenere und kürzere Besuche machen. Trotzdem sind diese Kontakte weiterhin wichtig. Dabei sollte das Kind die Länge des Aufenthalts bestimmen. Mitgebrachtes Spielzeug oder Malsachen erlauben ihm, auch im Angesicht des nahenden Todes sein eigenes Leben weiterzuführen.

Kinder müssen wissen, daß sie willkommen sind, auch wenn der sterbende Elternteil nicht reagieren kann: „Obwohl Mami nicht mehr antworten kann, spürt sie doch ganz sicher, daß wir da sind." In Gegenwart von Menschen, die nicht antworten, flüstern viele automatisch. Das ist nicht nötig. Im Gegenteil: Das Sprechen mit normaler Lautstärke bezieht den oder die Kranke mit ein und läßt das Kind spüren, daß auch der oder die Sterbende zu ihnen gehört. Die Scheu, einen Kranken und erst recht einen Sterbenden zu berühren, gar in den Arm zu nehmen, ist verständlich aber unnötig. Sowohl für die Angehörigen als auch für den Sterbenden ist körperliche Nähe fast immer wohltuend.

Irgendwann kommt wahrscheinlich der letzte Besuch im Krankenhaus oder Hospiz. Das Leben geht endgültig zu Ende, oder der Tod ist schon eingetreten. Alle sind jetzt aufgewühlt, voller Angst, Sorge, Trauer und Verzweiflung. Möglicherweise ist der gesunde Elternteil so mit sich beschäftigt, daß das Kind die Hilfe anderer Menschen braucht. Es sollte dem Kind sehr nahe gelegt werden, von dem oder der Sterbenden Abschied zu nehmen. Vielleicht kann es nur ganz kurz, eine Minute, die Konfrontation mit der endgültigen Trennung ertragen. Aber der Abschied ist wichtig für das weitere Leben. All dies wird für das Kind extrem belastend sein, und als Eltern möchte man ihm diese Erfahrung ersparen. Aber das Kind *wird* mit der Tatsache weiterleben müssen, daß ein Elternteil gestorben ist. Und ein persönlicher Abschied wird ihm diese schreckliche Erfahrung auf Dauer erleichtern.

Wenn ein Kind den sterbenden Elternteil absolut nicht mehr sehen will, wird es sich schuldig fühlen, die Eltern im Stich gelassen zu haben. Es braucht dann Alternativen. Ein Erwachsener könnte etwas für den Sterbenden mitnehmen: ein Geschenk, ein Bild, ein Gedicht. Und das Kind muß erfahren, daß das Geschenk angekommen ist und in seinem Sinne aufgenommen wurde.

Der 13jährige Frank lebte bisher mit seiner Mutter und seiner 19jährigen Schwester zusammen. Seit die Mutter so schwer krank ist, daß sie die Kinder nicht mehr versorgen kann, ist die Schwester zu ihrem Freund gezogen, und Frank lebt in der Familie seiner Tante. Nun liegt seine Mutter im Hospiz im Sterben. Obwohl er sie dort ab und zu besucht hat, weigert er sich jetzt, von ihr Abschied zu nehmen. Alle Überredungsversuche seiner Tante, die er gern mag, scheitern.
Der Tante ist klar, daß diese Entscheidung für Frank sehr schwer ist. Sie nimmt an, daß er Schuldgefühle hat. Deshalb sagt sie ihm: „Gut, ich verstehe, daß dir dieser Weg sehr schwer fällt. Vielleicht kann ich der Mama ja etwas von dir mitbringen, was du ihr zum Abschied schenken möchtest?" Frank überlegt ein bißchen und gibt ihr dann ein Buch mit, aus dem die Mutter früher gern vorgelesen hat. Außerdem schreibt er noch einen Brief an die Mutter, den er gut verklebt. Niemand außer der Mutter soll diesen Brief lesen.
Am Abend kommt die Tante aus dem Hospiz zurück: „Ich habe der Mama den Brief und das Buch gebracht. Sie konnte zwar nichts mehr sagen, aber ich bin sicher, daß sie sich sehr gefreut hat. Außerdem habe ich ihr aus dem Buch vorgelesen. Da hat sie ganz ruhig gelegen. Ich glaube, sie hat zugehört."

Zu Hause

Die meisten Menschen möchten gern zu Hause im Kreis der Familie und in ihrer gewohnten Umgebung sterben. Wenn aber Kinder dort sind, haben einige Erwachsene Angst, die Kinder zu sehr zu belasten. Für die Kinder kann aber auch diese Zeit mit Mutter oder Vater zu Hause sehr wertvoll sein. Das setzt allerdings voraus, daß genügend praktische und seelische Unterstützung zur Verfügung steht. Praktisch helfen können Sozialstationen und in einigen Orten sogenannte Brückenschwestern, die die verschiedenen Einrichtungen koordinieren. Fast überall gibt es inzwischen auch ambulante Hospizdienste. Diese ehrenamtlichen Begleiterinnen und Begleiter stehen zur Verfügung, um die Familie zu entlasten. Die Adresse in Ihrer Nähe erfahren Sie über die Sozialstation oder Ihren Hausarzt.

Ein Kind sollte nicht allein mit dem sterbenden Elternteil im Haus sein. Wenn irgendeine Veränderung einträte, wäre es überfordert. Es braucht jederzeit die Möglichkeit, jemanden um Hilfe, Rat und Zuwendung bitten zu können.

Sehr wichtig ist vor allem, immer wieder mit dem Kind über Veränderungen des Kranken zu sprechen und es zu ermutigen, seine eigenen Gefühle und Grenzen wahrzunehmen und auszudrücken.

Der Vater der 10jährigen Petra wird wohl bald sterben. Als er vor einigen Wochen aus dem Krankenhaus kam, fiel es ihr sehr schwer, Kontakt mit ihm aufzunehmen. Aber dann kam sie ihm doch wieder näher. Sie schaute sich die Pumpe, über die er seine Schmerzmedikamente bekommt, genau an und ließ sie sich erklären. Danach war das Eis gebrochen. Die beiden spielten Karten, und der Vater las ihr vor. Sie genossen die Nähe, auch wenn immer wieder die Trauer spürbar war.
Nach einigen Tagen konnte der Vater nicht mehr vorlesen. Er sagte seiner Tochter: „Ich bin zu müde dazu.“ Eine Freundin der

Mutter spricht Petra auf die Veränderungen an: „Dein Vater wird jetzt ja immer schwächer. Ich kann mir vorstellen, daß du traurig bist." Auch als der Vater immer schweigsamer wird und sich im Gesicht verändert, bieten die Erwachsenen Petra Gespräche darüber an. Das ermutigt Petra, es auch einmal zu sagen, wenn sie zu traurig ist, den Vater zu sehen.

Auch jetzt: Alltag

Trotz der Trauer über den drohenden Abschied, geht doch auch der Alltag weiter. Die Kinder gehen so regelmäßig wie irgend möglich in die Schule oder den Kindergarten, sie besuchen Freunde oder treiben Sport. Die Mahlzeiten müssen möglichst zu den üblichen Zeiten zubereitet und eingehalten werden. All das hilft den Kindern, sich sicherer zu fühlen.

Natürlich geht vieles nicht mehr, was früher mit dem kranken Elternteil unternommen wurde. Aber vielleicht finden Sie doch Dinge, die eine angenehme Nähe zwischen Eltern und Kindern unterstützen: puzzeln, Mensch-ärgere-dich-nicht spielen, mit einander im Bett frühstücken ... Diese kleinen Momente des Zusammenseins werden später zu wertvollen Erinnerungen. Besonders jüngere Kinder fordern manchmal vehement einen Ausgleich zu all dem Schweren. Sie bestehen vielleicht auf einem neuen Faschingskostüm oder darauf, daß Weihnachten wie immer gefeiert wird. Das mag den Erwachsenen lieblos erscheinen. Für die Kinder sind diese Dinge aber wichtig, um die Trauer ertragen zu können.

Für alle ist eine Zeit des großen und schlimmen Umbruchs gekommen. Wenn es irgendwie geht, sollte man zusätzliche Veränderungen vorerst vermeiden. Z.B. würde ein Wechsel der Wohnung oder der Bezugspersonen momentan die Kinder und wahrscheinlich auch die Erwachsenen zu sehr belasten.

„Vermächtnisse"

Für sterbende Eltern ist es ganz besonders schwer, daß sie ihr Kind nicht in die Zukunft begleiten können. Sie werden, je nach Alter des Kindes, nicht mehr erleben, wie es in die Schule kommt, den ersten Freund hat, was es beruflich machen wird, wie es intime Beziehungen aufbauen wird – und all die kleinen und großen alltäglichen Dinge, die ein Leben ausmachen. Manche Menschen möchten ihrem Kind gern Nachrichten für diese unbekannte Zukunft hinterlassen: Briefe, besprochene Kassetten oder Videos. Sie möchten vielleicht etwas zu bestimmten Ereignissen wie Schulabschluß oder Volljährigkeit mitteilen oder einfach sagen, daß sie das Kind lieben. Diese Botschaften signalisieren dem Kind Verbundenheit über die Zeit des Sterbens hinaus. Es wird das Kind sicher schmerzen, sich damit zu konfrontieren, aber gleichzeitig wird es dadurch auch Trost erfahren.

Was können diese Botschaften enthalten? Oft werden es Liebeserklärungen an das Kind sein, vielleicht Erinnerungen an das Leben des Kindes, als es kleiner war, oder Erinnerungen aus der Geschichte der sterbenden Person, möglicherweise religiöse Überzeugungen. Konkrete Vorstellungen für seine Zukunft sind für das Kind allerdings belastend – sei es ein bestimmter Beruf, sei es, daß es selbst eine Familie gründen oder daß es sich um jemanden kümmern soll. All dies sind Festlegungen, die ein Kind eher einschränken als fördern. Sehr schwierig für das Kind sind auch Ankündigungen, daß es vom verstorbenen Elternteil beobachtet und womöglich bewertet wird. Es wird sich dadurch nie frei fühlen können.

Zuweilen will der oder die Sterbende dem Kind noch etwas aus der eigenen Vergangenheit oder über einen anderen Menschen mitteilen, was bisher verschwiegen wurde. Um das Kind nicht in Konflikte zu stürzen, sollte man sich ehrlich fragen: Ist dieses Geständnis jetzt wirklich für das Kind wichtig, oder brauche ich das Geständnis, um mich zu erleichtern? Im letzteren Fall wäre es besser, einer erwachsenen Person zu sagen, was zu sagen ist. Falls entschieden wird, daß das Kind der richtige Adressat ist, darf es keinesfalls zum Schweigen verpflichtet werden. Es braucht die Erlaubnis, das Gehörte mit einer Vertrauensperson zu besprechen und so zu verarbeiten.

Wenn Vater oder Mutter gestorben ist

Wenn der Tod eingetreten ist, sollten die Kinder noch einmal die Möglichkeit haben, den oder die Verstorbene zu sehen und, wenn sie wollen, anzufassen, zu umarmen. Kinder unter 3 oder 4 Jahren verstehen allerdings in der Regel nicht, daß der Körper jetzt tot ist. Für sie bedeutet der persönliche Abschied vom Verstorbenen meist nichts. Älteren Kinder hilft er dagegen bei der weiteren Verarbeitung des Verlustes. Vielleicht möchten sie ein Geschenk oder einen Brief mitgeben. Auch ein gemeinsames Gebet kann die Trauer und gleichzeitig die Verbundenheit ausdrücken. Eine vertraute Person sollte das Kind auf diesem schweren Weg begleiten. Sie sollte das Kind ermutigen, seine Gefühle wahrzunehmen und auszudrücken. Diese Hilfe muß nicht unbedingt Vater oder Mutter leisten, die oft keine Kraft haben, auch noch die Kinder zu halten. Unterstützen können auch andere Verwandte oder Freunde. Manche Kinder zeigen selbst, wann sie gehen möchten. Andere brauchen die Aufforderung vom Erwachsenen, daß sie jetzt das Zimmer verlassen können.

Jetzt brauchen die Kinder mehr denn je die Gewißheit dazu zu gehören, nicht allein zu sein. Um das zu betonen, können sie in die Rituale, die jetzt folgen, einbezogen werden. Dazu müssen ihm die Vorgänge erklärt werden. Vielleicht können sie sogar zu deren Gestaltung beitragen, wenn sie möchten. Z.B. könnten sie Lieder und Texte für die Trauerfeier mit aussuchen.

Danach

Die Trauer nach dem Tod eines geliebten Menschen ist ein längerer Prozeß und hat viele Gesichter. Manche Menschen sind sich selbst fremd, wenn sie nicht so reagieren, wie sie es von sich erwarten. Nicht wenige fühlen sich z.B. wie erstarrt und können nicht weinen. Andere erwarten von sich, nach außen hin stark zu wirken, und sind entsetzt, wenn die Gefühle sie doch überwältigen. So unterschiedlich die Anzeichen der Trauer bei den Erwachsenen sind, so verschieden sind sie auch bei Kindern. Viele Kinder drücken sie eher im Spiel oder körperlich als mit Worten aus. Körperliche Symptome wie Kopf- oder Bauchschmerzen können Ausdruck der Trauer sein. Auch Gefühle wie Wut, Ängste und Niedergeschlagenheit gehören oft dazu. All das ist normal. Wichtig ist, daß ein Kind verstehen lernt, daß diese Gefühle ein Teil seiner Trauer sind. Dazu werden immer wieder Gespräche, körperliche Nähe, gemeinsames Weinen und Auseinandersetzungen nötig sein.

Wenn man nach einigen Monaten den Eindruck hat, daß sich gar nichts für ein Kind geändert hat – die Gefühle und ihr Ausdruck sind noch ganz genauso wie am Anfang –, braucht es möglicherweise professionelle Hilfe. Aber wahrscheinlich haben die Veränderungen schon begonnen, wenn auch in kleinen Schritten.

Viele, besonders jüngere Kinder stellen sich vor, daß Mutter oder Vater in Wirklichkeit gar nicht tot sind. Diese Ideen sind stärker, wenn das Kind den Toten nicht mehr gesehen hat. Aber auch, wenn es einen Abschied gab, treten diese Vorstellungen immer mal wieder auf. Auch die Erwachsenen kennen das: das Gefühl, jetzt müßte sie gleich um die Ecke kommen, oder die plötzliche Gewißheit, ihn auf der Straße gesehen zu haben. Während der Kopf des Erwachsenen ja weiß, daß das nicht stimmt, brauchen Kinder Hilfe, die Realität anzuerkennen. Sie werden von vertrauten Menschen daran erinnert werden müssen, daß der Tote nicht zurückkommt.

Petras Vater ist nun schon einige Wochen tot. Ab und zu meint Petra, heute abend werde er doch wohl wieder kommen. Die Mutter antwortet ihr dann: „Ja, es ist wirklich schrecklich, daß er tot ist. Ich wünschte auch, er käme zurück. Aber wir wissen ja beide, daß das nicht so sein wird. Wir werden jetzt ohne ihn leben müssen. Wir werden das auch bestimmt schaffen."

Manchmal möchten Kinder und Erwachsene mit ihrer Trauer alleine sein. Zu anderen Zeiten wünschen sie sich Nähe und Zusammenhalt. Zwischen diesen beiden Polen bewegen sich im günstigsten Fall alle Beteiligten. Schwierig wird es, wenn jemand dauerhaft nur das Zusammensein oder nur das Alleinsein will. Diese Menschen brauchen Hilfe – egal wie alt sie sind.

Nach dem Verlust eines geliebten Menschen kann man sich oft gar nicht vorstellen, daß das Leben weitergeht. Innerlich hat sich alles verändert – da müßte man es doch auch äußerlich sehen. Trotzdem beginnt der normale Alltag wieder: die Arbeit, der Kindergarten, die Schule, die Hobbys. Der Übergang ist oft schwierig: Was soll die Umgebung erfahren? Welche Wünsche an andere Menschen hat man? Die meisten Kinder möchten wie immer behandelt werden. Dazu kann eine Vertrauensperson z.B. die Schule unterrichten, was das Kind durchgemacht hat, und darum bitten, daß man dem Kind so normal wie möglich begegnet.

Das eigene Leben neu einzurichten, mit allen Erinnerungen, Gefühlen und Träumen ist jetzt die Aufgabe von Erwachsenen und Kindern.

D. Hilfen aus dem Umfeld der Familie

1. Was Verwandte, Freunde und Bekannte tun können

Auch die nicht unmittelbar zur engeren Familie gehörenden Menschen möchten oft gern helfen, wissen aber nicht recht wie. Einerseits möchten sie nicht aufdringlich sein, andererseits wissen sie nicht, was sie tun sollen und können. Die Betroffenen sind fast immer so sehr mit sich selbst beschäftigt, daß sie nur schwer auf andere zugehen können. Außerdem fällt es vielen nicht leicht, um Hilfe zu bitten. Deshalb ist es gut, wenn Außenstehende nicht warten, bis sie gefragt werden, sondern von sich aus Unterstützung anbieten. Die Einladung: „Melde dich, wenn ich dir helfen kann!“ ist höflich, wird aber häufig leider nicht in Anspruch genommen.

Konkrete Angebote werden oft dankbar angenommen. Das können Vorschläge sein wie z.B.: „Was hältst du davon, wenn ich den Rasen mähe / die Wäsche bügle / die Kinder nehme, wenn ihr ins Krankenhaus fahrt / das Essen koche, wenn ihr aus dem Krankenhaus zurück kommt / das Kind zum Training fahre / beim Kranken bleibe, damit du in Ruhe zum Sport gehen kannst?“

Hilfen sind immer nur ein Angebot und sollten nicht aufgedrängt werden. Sie werden wahrnehmen, ob jemand von einem Vorschlag gar nichts mehr wissen möchte, oder ob er gerade nur zur falschen Zeit kommt. Dann können Sie später wieder einen Vorstoß machen. Manchmal ist es sicher schwer zu akzeptieren, wenn gut gemeinte Angebote zurückgewiesen werden oder man bei einem Besuch weggeschickt wird. Aber machen Sie sich klar: Nicht zu jedem Zeitpunkt ist ein im Prinzip gutes Angebot das Richtige. Versuchen Sie es später wieder.

Kranke Menschen zu besuchen, erfordert viel Taktgefühl: Möchten die anderen gern über ihre Situation sprechen oder lieber über ganz andere Dinge? Wenn Sie sich unsicher sind, fragen Sie ruhig nach: „Wie ist das: Willst du jetzt mit mir über die Krankheit reden, oder wäre dir etwas ganz anderes gerade lieber?“ Tabu ist es, die Krankengeschichte anderer auszubreiten. Wie die Nachbarin oder der Bruder vom Schwager mit ihrer Krankheit fertig geworden sind, ist unwichtig und wenig hilfreich für die Betroffenen. Eine Ausnahme besteht natürlich, wenn eine gemeinsam bekannte nahestehende Person aktuell erkrankt und das Wissen darum mitgeteilt werden soll.

Menschen, die an Krebs erkrankt sind, erhalten viele gute und schlechte Ratschläge, was sie statt der oder zusätzlich zur medizinischen Behandlung tun sollen. All diese Vorschläge sind sicher gut gemeint, führen aber eher zur Verunsicherung der Betroffenen. Manchmal weiß jemand von komplementären oder alternativen Therapien, die er oder sie für wichtig hält. Zunächst sollte man fragen, ob ein zusätzlicher Vorschlag erwünscht ist. Wenn ein „Nein“ zurückkommt, ist das unbedingt zu respektieren. Auch Äußerungen wie: „Ich hab da von einer neuen Therapie gelesen ...“; „Du solltest unbedingt ... / keinesfalls ...“ helfen nicht. Was für die oder den Erkrankten gut ist, kann nur die Person selbst entscheiden. Und manchmal ist deren Urteil für außen Stehende schwer nachvollziehbar.

Gemeinsame Aktivitäten machen Freude und zeigen dem Kranken, daß er weiterhin dazu gehört. Das, was Sie vor der Erkrankung zusammen getan haben, sollte auch weiterhin seinen Platz haben: Skat- und Kegelabende, Aktivitäten in der Gemeinde, Theaterbesuche – all das kann vielleicht nicht sofort, aber doch nach und nach wieder zum Alltag gehören.

Lassen Sie sich ruhig etwas einfallen: ein ganzer Abend ist zu lang? Bringen Sie die Kranke nach ein oder zwei Stunden nach Hause. Angst, kein ganzes Theaterstück durchzuhalten? Versuchen Sie, Plätze am Rand oder in einer Loge zu bekommen. Scham wegen der Perücke? Bieten Sie an, erstmal im kleinen Kreis Kontakt aufzunehmen.

Wollen Sie den Kindern erkrankter Menschen helfen, sollten Sie zunächst mit deren Eltern sprechen. Möglicherweise haben die Eltern bestimmte Anliegen. Danach werden Sie je nach Bedarf Hilfe bei den Hausaufgaben, Fahrten zum Sport, Aufnahme zum Mittagessen oder über Nacht oder noch ganz andere Dinge anbieten können.

Wenn Sie als außenstehende Person, als Tante, als Freund, den Eindruck haben, daß der gesunde Elternteil für das Kind nicht zugänglich ist, können Sie vielleicht zuerst versuchen, den Erwachsenen danach zu fragen. Wenn aber auch Sie ihn oder sie nicht erreichen, wird es wahrscheinlich gut sein, sich für das Kind Zeit zu nehmen. Sie können, je nach Alter, mit ihm spielen, es einladen, mit Ihnen etwas zu unternehmen, vorsichtig ein Gespräch anbieten und es akzeptieren, wenn das Kind nicht reden möchte. Allein Ihr Angebot hilft ihm vielleicht schon.

Wenn die Eltern das möchten, können Sie sich für Gespräche mit den Kindern bereithalten. Sie sollten aber keinesfalls in sie dringen oder sie gar ausfragen. Die Kinder senden normalerweise Signale aus, ob sie über ihre Sorgen reden möchten oder nicht. Wenn sie nicht wollen, werden sie unruhig, wenden den Blick ab, geben keine oder einsilbige Antworten. Achten Sie ruhig darauf und akzeptieren Sie, daß das Kind nicht (mehr) sprechen möchte.

Der größte Gefallen, den Sie dem Kind tun können, ist, dafür zu sorgen, daß es neben einem Ort, seine Sorgen loszuwerden, auch einen Ort zum Spaß-Haben hat.

2. Ein paar Hinweise für Kindergärtnerinnen, Lehrerinnen, Lehrer und andere Bezugspersonen

Bezugspersonen außerhalb der Familie, die erfahren, daß ein Elternteil an Krebs erkrankt ist, sind häufig unsicher: Wie soll ich jetzt mit dem Kind umgehen? Darauf gibt es eine einfache Antwort: So normal wie möglich. Das Kind lebt schon zu Hause im Ausnahmezustand. Es wird dankbar sein, wenn es in anderer Umgebung nicht auch noch dauernd darauf angesprochen oder mit besorgten Blicken bedacht wird, es sei denn, es drückt in irgendeiner Form die Bitte um Hilfe aus.

Wenn die Eltern mitgeteilt haben, wie die Situation zu Hause ist, wird man ein Kind im Kindergartenalter einfach beobachten. Im günstigsten Fall wird eine enge Absprache mit den Eltern bestehen, wie auf eventuelle Auffälligkeiten eingegangen wird, bzw. die Eltern darüber benachrichtigt werden. Jedes Herausheben des Kindes aus der Gruppe bestätigt ihm, daß etwas ganz anders ist als bei den anderen Kindern. Man wird deshalb recht zurückhaltend sein, wenn es um das Bearbeiten realer oder vermeintlicher Sorgen und Ängste des Kindes geht, und das eher den Eltern überlassen.

Ab dem Schulalter ist es gut, wenn das Kind weiß, daß man als außerfamiliäre Bezugsperson (z.B. als Lehrerin oder Lehrer, als Sporttrainer, als Gruppenleiterin) zur Verfügung steht – daß es aber nicht unter Druck steht, mit dieser Person zu reden. Wenn das Kind bei dem Gespräch, in dem die Eltern oder jemand anders diese Bezugsperson informiert hat, nicht dabei war, ist es gut, dem Kind unter vier Augen kurz zu sagen, daß man Bescheid weiß, daß das Kind gern kommen kann, wenn es Unterstützung braucht, daß man es aber nicht drängen wird.

Wenn es irgendwie geht, sollten mitleidige oder besorgte Blicke sowie Nachfragen vor anderen unterbleiben. Das Kind wird diese Zurückhaltung zu schätzen wissen. Wenn Bezugspersonen das Kind fragen, wie es geht, fragen sie besser nach seinem eigenen Befinden, nicht nach dem des erkrankten Elternteils. Das Kind kann die Aufmerksamkeit für seine eigene Person sicher gut brauchen. Diese Nachfragen sollten auch nicht allzu häufig sein und von der Reaktion des Kindes abhängen.

Die 17jährige Julie reitet seit Jahren. Ihre Reitlehrerin, Frau M., ist sehr wichtig für sie. Deshalb haben die Eltern entschieden, neben der Schule auch Frau M. zu informieren, als Julies Mutter an Brustkrebs erkrankt ist. Sie halten es für möglich, daß Julie beim Reiten vielleicht eher ihre Sorgen ausdrücken kann als in der Schule. Beim nächsten Mal nimmt Frau M. Julie nach der Stunde beiseite: „Dein Vater hat mich angerufen und mir gesagt, daß deine Mutter Brustkrebs hat. Das tut mir wirklich sehr leid. Auch für dich muß das ziemlich schwierig sein. Wenn du je das Gefühl hast, daß ich dir irgendwie helfen könnte, gib mir ein Zeichen. Manchmal tut es ja einfach gut, mit jemandem außerhalb der Familie zu reden." Julie nickt nur kurz: „Ist gut."
In den nächsten Stunden achtet Julie genau darauf, ob Frau M. sie irgendwie anders behandelt als sonst. Sie ist ganz erleichtert, daß das nicht so ist. Die Nachfrage nach einigen Wochen, wie es ihr mittlerweile geht, ist dann ganz in Ordnung. Sie erzählt ein bißchen, wie der Alltag zu Hause jetzt organisiert ist.

Wenn ein Heranwachsender kein Anzeichen gibt, daß er Aufmerksamkeit will, wird man wieder zur Tagesordnung übergehen. Die Aufrechterhaltung der Normalität ist für viele Kinder das Beste, was man für sie tun kann.

Ein vorübergehender Leistungs- oder Konzentrationsabfall ist in Krisensituationen normal. Wenn dieser Zustand aber länger andauert oder auch weitere negative Folgen nach sich zieht, braucht das Kind Hilfe. Sonst droht manchmal eine Verschärfung und Verfestigung der Probleme. In diesem Fall wird man häufig zuerst mit dem Kind selbst unter vier Augen sprechen und versuchen, die Hintergründe aus seiner Sicht besser zu verstehen. Wenn ein gemeinsames Verständnis des Problems erarbeitet werden kann, ergeben sich oft auch Lösungsmöglichkeiten. Wenn aber das Problem größer ist oder sich nicht beheben läßt, ist ein enger Kontakt mit den Eltern sinnvoll. Unter Umständen sollten in Absprache mit ihnen dann auch andere Hilfsmöglichkeiten erschlossen werden, wie z.B. der schulpsychologische Dienst oder Beratungsstellen.

Anhang

Literatur

Karin Arndt: Ich kenn mich aus! Mein Körper. Würzburg: Arena Verlag 2000.

Das Buch hilft bei der Erklärung körperlicher Funktionen und Vorgänge. (geeignet für etwa 4–8 Jahre)

Karen-Susan Fessel: Ein Stern namens Mama. Hamburg: Verlag Friedrich Oetinger 1999.

Eine Mutter erkrankt an Krebs und stirbt schließlich daran. Eine sensible Geschichte über Leben, Krankheit und Tod und die Auseinandersetzung damit. (etwa 9–15 Jahre)

Amelie Fried: Opa hat einen Anzug an. München und Wien: Carl Hanser Verlag 1997.

Der kleine Junge hat seinen Opa verloren. Wir begleiten ihn durch die Trauerzeit. (etwa 4–10 Jahre)

Annika Holm: Hilf mir, Mathilda. München und Wien: Carl Hanser Verlag 1999.

Wenn die Mutter der besten Freundin krank ist, ist die Freundin manchmal unausstehlich. Besonders als die Mutter stirbt, zeigt sich, daß die beiden Mädchen durch dick und dünn miteinander gehen. (etwa 9–14 Jahre)

Helle Motzfeldt: Der Chemo-Kasper und seine Jagd auf die bösen Krebszellen. Zu beziehen über die Deutsche Leukämie-Forschungshilfe, Joachimstr. 20, 53113 Bonn.
Kinder bis etwa 6 Jahren lernen, was Krebs bedeutet und wie eine Chemotherapie wirkt. Das Büchlein wurde eigentlich für Kinder geschrieben, die selbst an Krebs erkranken, erklärt aber auch sehr gut bei erkrankten Eltern.

Selma Noort: Perlen für Mama. Weinheim: Anrich Verlag 1997.
Eine Mutter liegt im Krankenhaus und möchte nicht, daß ihre kleine Tochter erfährt, was sie hat oder sie dort besucht. Auf dem Weg zur Mutter lernt das Mädchen einiges über das Leben in Gesundheit und Krankheit. (etwa 6–10 Jahre)

Sylvia Schneider & Birgit Rieger: Das große Buch vom Körper. Ravensburg: Ravensburger Buchverlag 2000.
Das Buch hilft bei der Erklärung körperlicher Funktionen und Vorgänge. (etwa 6–10 Jahre)

Angela Sommer-Bodenburg & The Tjong Khing: Julia bei den Lebenslichtern. München: Bertelsmann Verlag 1989.
Julia verliert ihre Großmutter. Sie lernt, daß das Leben jedes Menschen begrenzt ist. (etwa 4–10 Jahre)

Daniela Tausch-Flammer & Lis Bickel: Wenn Kinder nach dem Sterben fragen. Freiburg-Basel-Wien: Herder-Verlag 1998.
Hilfen für Eltern, die ihren Kindern bei der Auseinandersetzung mit dem Thema helfen wollen. Ein Teil des Buches ist als Mal- und Leseteil für Kinder und Jugendliche gestaltet.

Gerhard Trabert: Als der Mond vor die Sonne trat. Heidelberg: Edition Mathieu 2001.

Ein Großvater erklärt seinen 5- und 8jährigen Enkeln, daß die Mutter an Krebs erkrankt ist. (etwa 7–12 Jahre)

„Die blauen Ratgeber". Zu beziehen über die Deutsche Krebshilfe, Thomas-Mann-Str. 40, 53111 Bonn.

Zu verschiedenen Tumorarten und Fragen gibt es Broschüren. Eine Übersicht finden Sie im Internet; Adresse siehe S. 180.

Wo es Hilfen gibt

in Deutschland:

Anschriften von Krebsberatungsstellen über:
Bundesarbeitsgemeinschaft Rehabilitation
Internet: www.bar-frankfurt.de/arbeit/krebsadressen.htm
oder: www.krebsinformation.de/body_psychosoziale_beratung.html

Adressen von Psychoonkologinnen und Psychoonkologen über:
dapo – Deutsche Arbeitsgemeinschaft für Psychosoziale Onkologie e. V.
Geschäftsstelle: Johannisstr. 37/38, 49074 Osnabrück,
Tel. (0541) 1818086
e-mail: dapo-ev@t-online.de
Internet: www.dapo-ev.de

NAKOS – Nationale Kontaktstelle zur Anregung
und Unterstützung von Selbsthilfegruppen e. V.
Albrecht-Achilles-Str. 65, 10709 Berlin, Tel. (030) 8914019

Schulpsychologischer Dienst:
Adressen über die Schule oder das Schulamt

Beratungsstellen:
Adressen im Telefonbuch, bei den Kirchen oder über:

DAJEB – Deutsche Arbeitsgemeinschaft für Jugend- und Eheberatung
Neumarkter Str. 84c, 81673 München, Tel. (089) 4361091
e-mail: dajeb@aol.com
Internet: www.dajeb.de
oder:
Bundeskonferenz für Erziehungsberatung e. V.
Herrnstr. 53, 90763 Fürth, Tel. (0911) 977140
e-mail: bke@bke.de

Ambulante Hospizgruppen und stationäre Hospize:
Adressen über Hausärzte, Krankenhäuser oder bei der Bundesarbeitsgemeinschaft Hospiz
Renkerstr. 45, 52344 Düren, Tel. (02421) 599472

Zentrum für trauernde Kinder e. V.
Beate Alefeld
Brahmsstr. 22, 28209 Bremen, Tel. (0421) 343668
e-mail: DasZentrum@gmx.de

DOMINO – Zentrum für trauernde Kinder e. V.
Pädagogische Leitung: Christel Gattinger-Kurth
Auf dem Broich 24, 51519 Odenthal, Tel. (02174) 4399
e-mail: kontakt@zentrakin.de
Internet: www.zentrakin.de

Björn-Schulz-Stiftung – Hilfe für Blut- und Krebskranke
Wilhelm-Wolff-Straße 38, 13156 Berlin, Tel. (030) 39899821
e-mail: info@bjoern-schulz-stiftung.de
Internet: bjoern-schulz-stiftung.de

Krebsinformationsdienst
Tel. (06221) 410121
Internet: www.krebsinformation.de

Deutsche Krebsgesellschaft
Internet: www.krebsgesellschaft.de

Deutsche Krebshilfe e. V.
Thomas-Mann-Str. 40, 53111 Bonn, Tel. (0228) 729900
e-mail: deutsche@krebshilfe.de
Internet: www.krebshilfe.de

Deutsche Leukämie- und Lymphomhilfe e. V.
Thomas-Mann-Str. 44a, 53111 Bonn, Tel. (0228) 729900
e-mail: deutsche@krebshilfe.de
Internet: www.leukaemie-hilfe.de

ILCO – Deutsche Ileostomie-Colostomie-Urostomie-Vereinigung e. V.
Bundesgeschäftsstelle, Postfach 1265, 85312 Freising

in Österreich:

Krebshilfe Österreich, Wolfengasse 4, 1110 Wien,
Tel. (01) 7966450
email: service@krebshilfe.net
Internet: www.krebshilfe.net

Burgenland
Esterhazystraße 18, 7000 Eisenstadt, Tel. (02682) 75332

Kärnten
Bahnhofstraße 24, 9020 Klagenfurt, Tel. (0463) 507078
e-mail: krebshilfe@teleweb.at
Internet: www.krebshilfe.org

Niederösterreich
Corvinusring 3, 2700 Wiener Neustadt,
Tel. (02622) 3212600
e-mail: krebshilfe@krebshilfe-noe.or.at
Internet: www.krebshilfe-noe.or.at

Oberösterreich
Harrachstraße 13, 4020 Linz, Tel. (0732) 777756
e-mail: office@krebshilfe-ooe.at
Internet: www.krebshilfe-ooe.at

Salzburg
Mertensstraße 13, 5020 Salzburg, Tel. (0662) 873535
e-mail: krebshilfe.salzburg@salzburg.at
Internet: www.salzburg.at/krebshilfe

Steiermark
Rudolf-Hans-Bartsch-Straße 15–17, 8042 Graz,
Tel. (0316) 474433
e-mail: office@krebshilfe.at
Internet: www.krebshilfe.at

Tirol
Innrain 66, 6020 Innsbruck, Tel. (0512) 577768
e-mail: krebshilfe@uibk.ac.at
Internet: http://gin.uibk.ac.at/home/krebshilfetirol.htm

Vorarlberg
Angelika-Kauffmann-Straße 8/7/27, 6845 Hohenems,
Tel. (05576) 7357212
e-mail: krebshilfe.vorarlberg@cable.vol.at

Wien
Theresiengasse 46, 1180 Wien, Tel. (01) 4021922
e-mail: service@krebshilfe.com
Internet: krebshilfe.com

Adressen von Psychoonkologinnen und Psychoonkologen über:
ÖGPO – Österreichische Gesellschaft für Psychoonkologie
Haizingergasse 6/5, 1180 Wien, Tel. (01) 3104022
email: oegpo@oegpo.at
Internet: www.oegpo.at

in der Schweiz:

Schweizerische Krebsliga
Hirschmattstr. 29, 6003 Luzern, Tel. (041) 2102550
email: info@zkl.ch
Internet: www.zkl.ch

Schweizer Krebshilfe
Effingerstr. 40, 3001 Bern, Tel. (031) 3899114
email: info@swisscancer.ch

Die Autorin

Sylvia Broeckmann ist Psychologische Psychotherapeutin und arbeitete in der inneren Medizin vor allem mit an Krebs erkrankten Menschen. Seit 1997 betreut sie als Mitarbeiterin der Abteilung für Psychosomatische Medizin im Robert-Bosch-Krankenhaus in Stuttgart die Patienten mit onkologischen Erkrankungen und ihre Angehörigen.

Gertraud Finger/Traudel Simon-Wundt:

Was auffällige Kinder uns sagen wollen

Verhaltensstörungen neu deuten

172 Seiten, broschiert, ISBN 3-608-94330-7

Aggressivität und Diebstahl, aber auch Trauer, Depression, Ängste und Eßstörungen – das alles wird bei unseren Kindern immer häufiger beobachtet. Eltern und Erzieher sind besorgt, fühlen sich hilflos und fragen sich, was sie tun können. In anschaulichen Fallbeispielen zeigen die Autorinnen, daß es durchaus Auswege gibt. Sie bieten eine neue Sichtweise auf die Probleme der Kinder an, denn auffälliges Verhalten ist nicht nur belastend, sondern kann sogar sinnvoll sein. Verhaltensstörungen enthalten Botschaften, sie sind oft lebenswichtige Hilferufe der Kinder in einer schwierigen Situation.

Françoise Dolto:

Scheidung. Wie ein Kind sie erlebt

Aus dem Französischen von Sabine Mehl

152 Seiten, broschiert, ISBN 3-608-91761-6

Françoise Dolto gibt wertvolle praktische Hinweise, wie Eltern, die sich zur Scheidung entschlossen haben, unnötige Probleme vermeiden und sich und ihren Kindern einen konstruktiven Neuanfang ermöglichen können.

»Ein psychologischer Ratgeber, der gelungen ist wie selten.«
Süddeutsche Zeitung

Gisela Schmeer:

Das sinnliche Kind

142 Seiten, broschiert, ISBN 3-608-91201-0

»Da wird nicht doziert, da werden wir verständnisvoll und humorvoll an vieles erinnert, das wir vergessen oder verdrängt haben. Herzlich und menschlich werden wir zurückgeführt zu den Düften, Lauten, Farben, Bildern und Empfindungen, dem ganzen Aroma unserer Kindheit.«
Kinder

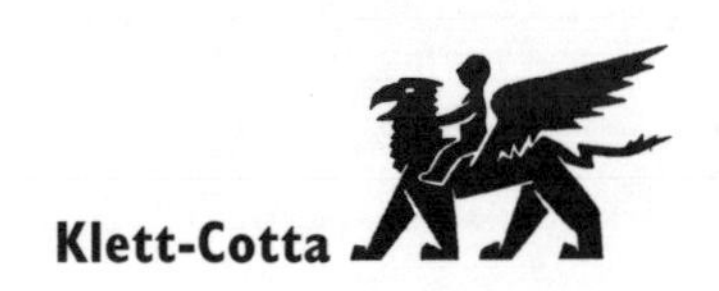

Renate Hörburger:
Selbstbewußtsein

Wie Erwachsene sich und ihre Kinder stärken

230 Seiten, broschiert, ISBN 3-608-91025-5

Im Gegensatz zu vielen Erziehungsberatungsbüchern, welche an immer diffenzierter diagnostizierten Entwicklungsstörungen ansetzen, beleuchtet dieses Buch einen Kernpunkt, dem bei psychischen Entwicklungsstörungen eine allgemeine zentrale Bedeutung zukommt. Es bezieht sich auf das breite Spektrum psychischer und psychosomatischer Probleme und Störungen, die nach Ansicht der Autorin aus dem Mangel an Selbstbewußtsein herrühren.

Elisabeth Cope:
Allein erziehen und stark sein

Lösungen für schwierige Situationen

192 Seiten, broschiert, Lesezeichen
ISBN 3-608-94337-4

Wer Kinder allein erzieht, ist überfordert – meistens jedenfalls. Alleinerziehende müssen nicht noch perfekter sein als Eltern, die ihre Kinder gemeinsam erziehen. Daß diese Aufgabe nicht in ständiger Selbstüberforderung, in grenzenlosem Streß, Selbstzweifeln und tagtäglicher Kapitulation enden muß, belegt dieses Buch mit Lösungsvorschlägen, die den »Familientest unter verschärften Bedingungen« bereits bestanden haben.
Der Band lehnt sich an die Darstellungsweise von Rudolf Dreikurs und Vicki Soltz in »Kinder fordern uns heraus« an: Auf die erzählende Schilderung eines sichtbaren Problems oder eines schwelenden Konflikts folgt eine knappe Erläuterung.

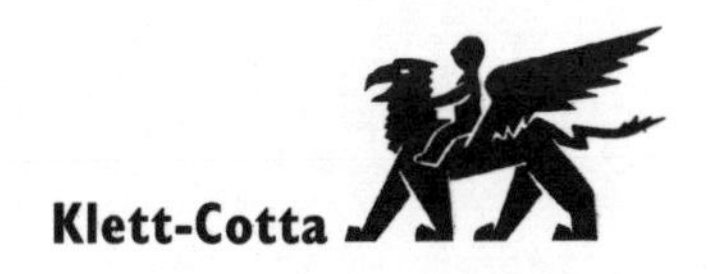